스포츠의학이 쉬워지는
해부학 도감

스포츠의학이 쉬워지는
해부학 도감

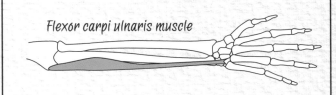

Flexor carpi ulnaris muscle

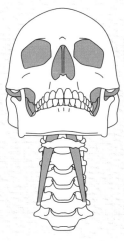

Longus capitis muscle

우에하라 다케시 지음 | **이진원** 옮김

도쿄대학 명예교수 **이시이 나오카타** 감수

움직임 전문가를 위한
근육과 뼈의 구조

신체 부위별 일러스트와 쉬운 해설로
직관적인 이해를 돕는 해부학 필독서!

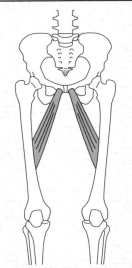

Adductor brevis muscle

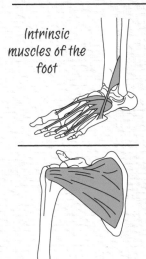

Intrinsic
muscles of the
foot

Subscapularis muscle

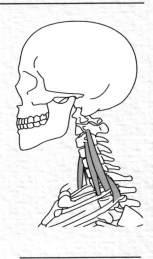

현익출판

들어가며

"근육과 뼈에 대해 공부하고 싶은데 어디서부터 시작해야 할지 모르겠어요."
"막상 근육의 종류를 외워 보려 해도 좀처럼 진도가 나가지 않아요."

많은 치료사가 이런 속내를 털어놓곤 한다. 이미 너무나 많은 서적과 동영상, 세미나 자료 등 공부할 재료가 넘쳐 나는데도 왜 이런 고민이 생기는 것일까? 물론 비용이나 시간 문제도 있을 수 있다. 하지만 가장 큰 원인은 공부 자체가 즐겁지 않아서가 아닐까?

예컨대, 어린아이를 생각해 보자. 공부가 아닌 게임이나 곤충 관찰처럼 자신이 좋아하는 일을 할 때면 책상에 앉아 꼼짝하지 않고 몇 시간을 보내거나 누가 억지로 시키지 않아도 스스로 몰두한다. 여러분 역시 잠자는 시간마저 아깝게 여겨질 만큼 취미에 몰입해 본 경험이 있을 것이다.

만약 이런 순수한 열정으로 인체와 시술에 관한 공부를 할 수 있다면...... 어떻게 될까?

달리 말하자면, 같은 시술을 받는다 해도 마지못해 공부한 치료사보다는 사람의 몸과 구조에 관심과 열정이 높은 치료사의 시술을 받고 싶지 않을까?

즉 '즐거운가, 아닌가' 하는 점이 중요하다. 내가 운영하는 학원에서는 이 '즐거움'을 깨닫도록 하는 데 신경을 쓰고 있다. 《파브르 곤충기》를 읽고 곤충에 흥미를 갖는 아이들이 있는가 하면, 에디슨의 전기를 읽고 과학의 세계에 발을 내딛는 학생들도 있다. 학창 시절만 떠올려 봐도 선생님이 재미있어 그 과목을 좋아하게 된 경험이 있을 것이다. 그리고 그와 반대로 선생님 때문에 그 과목이 싫어질 수도 있다.

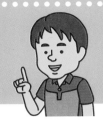

여러분이 공부가 즐겁지 않다고 느낀다면 그 원인은 공부 방법이나 학습 내용의 문제가 아니라 단순히 재미가 부족하기 때문일 수 있다. 몸의 구조에 대해 배우는 즐거움을 깨닫는다면 마치 홀린 듯 공부에 몰두할지도 모른다.

'치료사를 꿈의 직업으로 만드는 것'이 나의 꿈이다. 그러려면 모든 치료사가 공부하는 습관을 길러야 한다. 시술하는 치료사를 위해서도, 그 시술을 받는 고객을 위해서도, 이 책이 근육을 공부하는 '궁극의 즐거움'을 느끼게 해 준다면 더한 기쁨은 없을 것이다.

우에하라 다케시

차례

제3장   팔의 뼈대와 근육   65

약 200개 뼈로 구성된
인체의 뼈대(앞면)

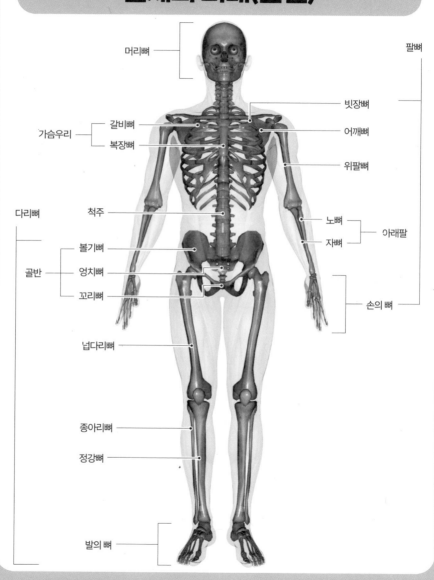

머리뼈

팔뼈

빗장뼈

어깨뼈

가슴우리 ┌ 갈비뼈
          └ 복장뼈

위팔뼈

다리뼈

척주

노뼈 ┐
        ├ 아래팔
자뼈 ┘

골반 ┌ 볼기뼈
      ├ 엉치뼈
      └ 꼬리뼈

손의 뼈

넙다리뼈

종아리뼈

정강뼈

발의 뼈

각 장기를
외부 충격으로부터 보호하는 골격

다양한 동작을 가능하게 하는 뼈와 관절, 근육

　사람의 몸에는 크고 작은 200개 이상의 다양한 뼈가 머리에서 발까지 온몸의 뼈대를 이루고 있다. 몸 전체의 사령탑인 뇌가 있는 머리는 머리뼈와 얼굴뼈(안면골)를 합쳐 23개, 목뼈는 7개, 어깨에서 손가락까지 팔 부위는 총 64개 뼈가 있다. 또한 복장뼈와 갈비뼈는 25개, 등뼈와 꼬리뼈는 25~28개, 다리는 62개 뼈로 구성되어 있다. 뼈와 뼈는 튼튼한 인대에 의해 관절로 연결되어 있다. 사람의 몸은 관절이 있어야 구부리고 펴고 비틀고 돌리는 모든 복잡한 동작을 할 수 있다. 뼈와 뼈가 맞닿는 부분에는 탄력을 지닌 관절연골이 있어 뼈에 가해지는 충격을 흡수한다. 관절은 자루 모양 조직인 관절주머니가 감싸고 있는데 그 속을 관절액이 채우고 있다. 이 때문에 관절을 부드럽게 움직일 수 있다. 그리고 이 뼈와 관절을 움직이는 조직이 근육이다.

뼈는 형태와 역할에 따라 크게 6가지로 분류한다

　뼈는 부위(위치)에 따라 크기, 형태, 역할이 다르며 각각이 지닌 특징에 따라 6가지로 분류할 수 있다.

　예를 들어, 형태가 길쭉한 긴뼈는 위팔뼈나 넙다리뼈처럼 관절에서 크게 움직일 수 있어 다양한 운동을 가능하게 한다. 참고로 우리 몸의 뼈 중에서 가장 긴 넙다리뼈는 그 길이가 키의 4분의 1이나 된다.

　납작뼈(편평골, flat bone)는 납작한 판 모양으로, 어깨 관절의 움직임과 관련된 어깨뼈와 뇌를 보호하는 이마뼈(전두골, frontal bone), 마루뼈(두정골, parietal bone) 등이 있다. 이 밖에도 돌멩이 모양의 짧은뼈(단골, short bone)나 척추뼈(추골, vertebra) 등의 불규칙뼈, 공기뼈(함기골, pneumatic bone), 종자뼈(sesamoid bone) 등이 있다.

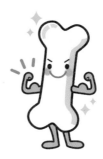

약 200개 뼈로 구성된
인체의 뼈대(뒷면)

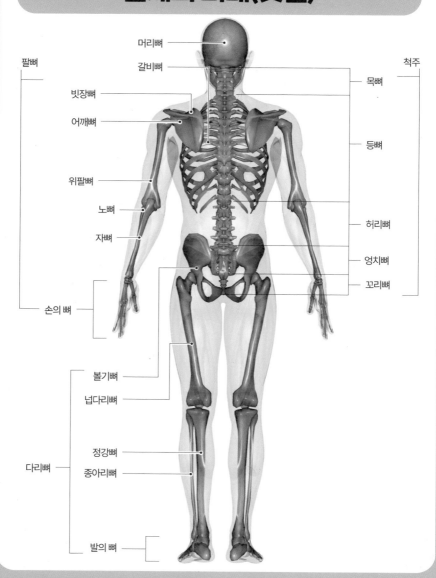

팔뼈

머리뼈

갈비뼈

빗장뼈

어깨뼈

위팔뼈

노뼈

자뼈

손의 뼈

척주

목뼈

등뼈

허리뼈

엉치뼈

꼬리뼈

볼기뼈

넙다리뼈

정강뼈

종아리뼈

다리뼈

발의 뼈

운동의 받침점이 되고 혈액을 만든다

뼈는 몸을 지지할 뿐 아니라 다양한 역할과 기능을 한다

몸속의 뼈는 눈으로 직접 볼 수 없다. 그래서 사람들은 막연히 뼈가 몸을 지지하고 있다는 정도로만 알고 있기도 하다. 물론 사람은 뼈가 있어서 자세를 유지하고 다양한 동작을 할 수 있다. 이외에도 뼈가 맡고 있는 중요한 역할을 살펴보자.

- **운동의 받침점이 되어 힘을 전달한다.**

  근육이 뼈와 연결되고, 관절이 받침점이 되어 팔과 다리에 힘을 전달한다.

- **내장과 신경계를 보호한다.**

  인간의 내장은 외부에서 가해지는 충격에 약하기 때문에 머리뼈는 뇌를, 갈비뼈는 심장과 폐를, 등뼈는 등골(척수, spinal cord)을 보호한다.

- **혈액을 만든다.**

  뼈의 중심에 있는 골수(bone marrow)에는 혈액의 근원이 되는 조혈모세포(hematopoietic stem cells)가 있어 백혈구, 적혈구, 혈소판을 만든다.

- **칼슘을 저장한다.**

  체내 칼슘의 99%가 뼈에 있다. 뼈는 칼슘의 저장고이기도 하다.

뼈의 형태와 이름을 알면 뜻과 기능을 이해할 수 있다

하나하나의 뼈를 자세히 살펴보면 각 부위마다 이름이 있다는 것을 알 수 있다. 이들 이름과 함께 그 특징과 기능을 알면 뼈의 형태가 지닌 의미를 알 수 있다.

예를 들어 넙다리뼈를 보자. 뼈의 가운데 부분을 '몸통'이라 하므로 넙다리뼈몸통(대퇴골체, body of femur)이라 부른다. 엉덩이관절에서 골반과 연결되는 부분은 뼈의 앞쪽인 '머리' 부분이므로 넙다리뼈머리(대퇴골두, femoral head)가 된다. 그리고 척추뼈(vertebra)의 가운데 부분은 척추뼈몸통(추체, body of vertebra)이라 한다.

이처럼 뼈의 각 부위 형태와 특징을 이름과 연결 지으면 기억하는 데 도움이 된다.

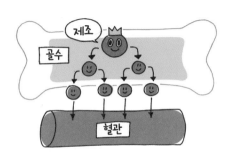

사람의 몸을 지탱하는 인체의 근육(앞면)

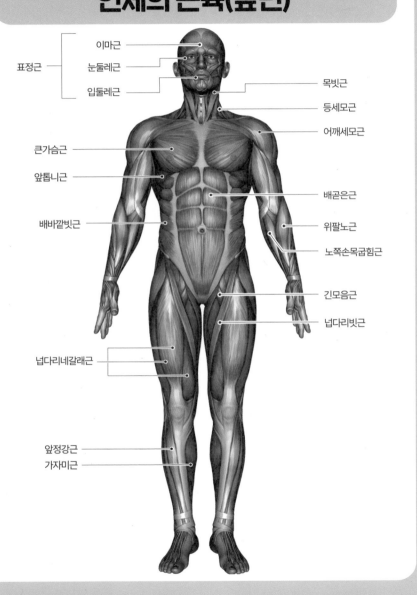

- 표정근
  - 이마근
  - 눈둘레근
  - 입둘레근
- 큰가슴근
- 앞톱니근
- 배바깥빗근
- 넙다리네갈래근
- 앞정강근
- 가자미근
- 목빗근
- 등세모근
- 어깨세모근
- 배곧은근
- 위팔노근
- 노쪽손목굽힘근
- 긴모음근
- 넙다리빗근

근육을 분류하면
특징과 역할을 이해하기 쉽다

스스로 움직이는 데 필요한 몸의 근육은 400가지

근육은 뼈, 관절과 함께 기능하며 인간이 스스로 움직일 수 있게 해 준다. 사람의 몸 전체에는 기능과 크기가 각기 다른 약 400가지 근육이 있다. 개인에 따라 차이는 있지만 근육은 몸무게의 약 40%를 차지한다.

근섬유, 역할, 움직임에 따라 근육을 분류하면 다음과 같다.

우선 근섬유는 미세한 줄무늬(가로무늬 구조)를 가진 '가로무늬근(횡문근, striated muscle)'과 줄무늬가 없는 '민무늬근(평활근, smooth muscle)'으로 나뉜다. 역할로 보면 가로무늬근은 다시 '뼈대근(골격근, skeletal muscle)'과 '심장근(심근, myocardium)'으로 나눌 수 있다. 보통 근육이라고 하면 뼈대근을 떠올리기 마련이며, 이는 뼈에 붙어 골격과 관절을 움직인다. 반면 심장근은 문자 그대로 쉴 새 없이 심장을 움직이는 근육이다. 또한 민무늬근은 위와 장, 혈관의 벽을 이루고 있기 때문에 '내장근'이라고도 한다. 한편 스스로 움직일 수 있으면 '맘대로근(수의근, voluntary muscle)', 움직이지 못하면 '제대로근(불수의근, involuntary muscle)'이라 부른다.

뼈대근은 형태의 차이로 종류를 알 수 있다

뼈대근은 형태에 의해서도 분류할 수 있다. 예컨대 근섬유가 세로로 긴 '방추근육(방추상근, fusiform muscle)'은 양쪽 끝이 가늘고 가운데가 불룩한 모양을 하고 있는데, 이는 근육의 기본형이라 할 수 있다. 그리고 근섬유가 짧은 '깃근육(우상근, pennate muscle)'은 새의 깃털처럼 근섬유가 중심 힘줄에 비스듬히 붙어 있다. 시작 지점이 두 개인 '두갈래근'에는 위팔두갈래근(이두박근, biceps brachii muscle), 근육이 네 개인 '네갈래근'에는 넙다리네갈래근(대퇴사두근, quadriceps femoris muscle)이 있다.

덧붙이면 등에 있는 넓은등근(광배근, latissimus dorsi)이 단일근육으로는 면적이 가장 넓다. 부피가 가장 큰 근육은 엉덩이의 큰볼기근(대둔근, gluteus maximus)으로 약 860cm³이고, 복합근육인 넙다리네갈래근은 각각의 네 근육을 합치면 약 1900cm³나 된다.

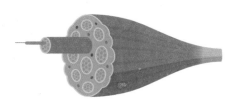

사람의 몸을 지탱하는 인체의 근육(뒷면)

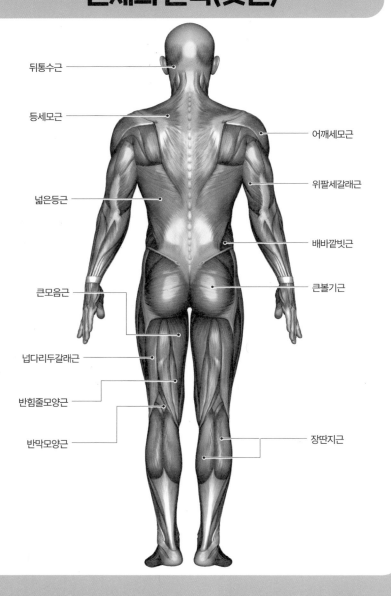

뒤통수근

등세모근

어깨세모근

위팔세갈래근

넓은등근

배바깥빗근

큰볼기근

큰모음근

넙다리두갈래근

반힘줄모양근

반막모양근

장딴지근

근육은 뼈와 관절을 움직이며
생명 활동의 기초가 된다

근육이 움직이는 구조를 알면
뼈와 관절의 관계도 알 수 있다

근육의 구조를 알면 뼈와 관절의 관계도 이해할 수 있다. 여기서는 자신의 의지로 움직일 수 있는 근육, 즉 맘대로근인 뼈대근을 살펴보겠다.

예컨대 팔에 있는 위팔두갈래근의 경우, 몸에서 가까운 위쪽 끝은 어깨뼈와, 몸에서 먼 아래쪽 끝은 자뼈, 노뼈와 튼튼한 힘줄로 연결되어 있다. 대부분의 뼈대근은 관절을 끼고 뼈와 붙어 있는데, 움직임이 적은 쪽을 '이는 곳(기시, Origin)', 움직임이 큰 쪽을 '닿는 곳(정지, Insertion)'이라고 한다.

팔꿈치를 구부릴 때는 위팔두갈래근이 수축하여 자뼈와 노뼈를 끌어당겨 팔꿈치 관절이 움직인다. 다시 말해, 관절이 움직이지 않으면 뼈가 움직이지 않고 뼈가 움직이지 않으면 근육이 움직이지 않는다. 근육은 우리 몸의 모든 곳에 존재하며, 뼈와 관절이 함께 움직여 몸과 내장을 움직이는 원동력이 된다.

형태와 부위의 특징으로
각 근육의 이름을 외워 보자

근육의 이름을 외우기는 어려울 수 있지만, 뼈와 마찬가지로 부위나 형태에 따른 규칙성이 있다.

① 부위 : **큰가슴근, 배곧은근, 넓은등근, 위팔세갈래근 등**
② 형태 : **어깨세모근, 마름근, 앞톱니근 등**
③ 작용 : **큰모음근, 돌림근, 얕은손가락굽힘근 등**
④ 방향 : **배바깥빗근, 배가로근 등**
⑤ 개수 : **위팔세갈래근, 넙다리두갈래근 등**
⑥ 형용사 : **큰원근, 긴엄지폄근 등**

이런 식으로 근육의 이름을 알아 두면 기억하는 데 도움이 된다.

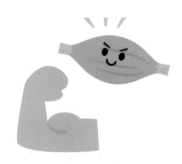

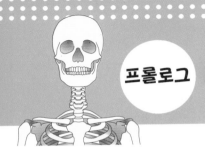

프롤로그 **치료사가 알아야 할 뼈대와 근육**

근육을 배우기 위한
3가지 포인트

이 책을 읽고 있다면 몸의 구조에 관해 배울 필요성을 느끼고 있는 사람일 것이다. 치료사 (therapist)로서 일하기 위해서는 공부가 매우 중요하다. 하지만 현실에서는 '공부를 시작하기가 쉽지 않다.' '공부를 계속하지 못하고 그만두게 된다.'라고 고민을 토로하는 사람이 많다는 점을 앞에서도 말했다. 그래서 근육 공부를 시작하기 전에 여러분이 같은 실수를 반복하지 않기 위한 중요한 3가지 포인트를 설명해 두고자 한다.

① 학습의 중요성을 이해한다

공부의 중요성은 어렴풋이 알고 있지만, 구체적으로 무엇이 어떻게 중요한지, 즉 '왜'를 정확히 알고 있는 사람은 많지 않다. 저자 역시 그랬다. 사실 이 '왜'를 모르는 것이 공부를 이어 가지 못하는 원인이 된다.

예컨대 이 책은 근육에 관한 책이고, 이 책을 읽는 여러분은 적어도 근육 공부가 중요하다는 점은 알고 있을 것이다. 그러나 '근육이 왜 중요한가?'를 구체적으로 제대로 설명할 수 있는가는 다른 문제다.

왜 근육 치료가 중요한가?

이 질문에 답하기 위해 요통을 예로 들어 보겠다. 전 인구의 80%가량이 일생 동안 적어도 한 번은 경험한다는 요통은 45세 미만 성인이 겪는 질환 중 감기 다음으로 흔한 질병이다. 당연히 전문 치료사가 치료 현장에서 마주할 가능성이 가장 높은 증상이다. 여기서는 요통이 악화되는 단계를 살펴보겠다.

독자 중에도 요통을 앓는 사람이 많겠지만, 증상은 경증에서 중증까지 매우 폭넓게 나타난다. 추간판탈출이나 척주관협착증과 같이 경우에 따

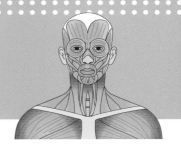

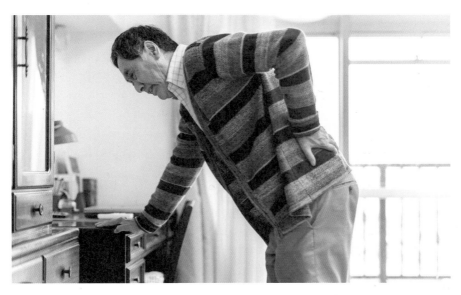

라 수술이 필요한 상태를 중증이라고 한다면, 평소 아무 증상이 없던 사람이 이 단계까지 나빠질 가능성은 교통사고 같은 갑작스러운 재난이 아닌 이상 생각하기 어렵다.

다시 말해, 요통은 중증이 되기 직전 단계인 중등증(중증과 경증 사이), 그보다 전 단계인 경증, 그리고 더 이전에는 허리에서 느껴지는 작은 불편감에서 시작된다.

뼈는 신경의 보디가드

그러면 요통이 악화되면 해부학적으로는 어떤 상태일까? 앞에서 중증이라면 추간판탈출이나 척추관협착증을 가리킨다고 했다. 이들 질병은 하나같이 '신경계'에 장애가 생긴다는 공통점이 있다. 그런데 이 신경계는 팔꿈치 상태가 나빠 손가락 끝이 저리거나 양반다리를 오래 해 다리의 감각이 없어졌을 때만 문득 그 존재를 느낄 뿐, 평소 우리가 자주 지각하는 조직은 아니다. 왜냐하면 신경계는 아주 중요하므로 뇌는 머리뼈가, 척수는 척주가 보호하고 있어 직접 만지거나 느낄

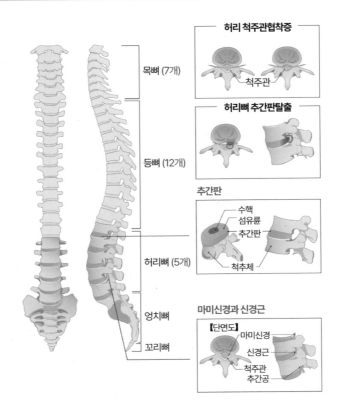

목뼈 (7개)

등뼈 (12개)

허리뼈 (5개)

엉치뼈

꼬리뼈

허리 척주관협착증

척주관

허리뼈 추간판탈출

추간판

수핵
섬유륜
추간판
척추체

마미신경과 신경근

【단면도】
마미신경
신경근
척주관
추간공

수가 없기 때문이다.

다시 말해, 우리의 뼈조직은 신경조직을 지키는 역할을 하고 있다. 신경의 입장에서 뼈는 마치 보디가드처럼 자신을 지켜 주는 믿음직스러운 존재인 것이다.

근육은 뼈조직(osseous tissue)의 보디가드

그런데 허리 부분에 초점을 맞춰 보면 이 뼈조직이 매우 취약하다는 점을 알 수 있다. 뼈대 그림을 보면 알 수 있듯이 허리뼈 5개가 마치 탑을 쌓아 놓은 듯 세로로만 겹쳐져 있어 안정성이 매우 낮은 구조다. 이렇게 안정성이 부족한 반면 그만큼 가동성이 뛰어나 허리 부위는 구부리고 펴기, 옆으로 구부리기 등 모든 움직임이 가능하다. 이렇게 꼭 단점만 있는 것은 아니지만 이 상태로는 신경조직을 보호할 수 있을 정도의 안정성이 확보되지 않는다.

그래서 '근조직'이 있다. 안정감이 모자란 뼈조직을 보강하는 형태의 큰허리근(대요근, psoas major muscle), 척주세움근(척추기립근, erector spinae muscle), 배곧은근, 복부 압력을 높이기 위한 배가로근과 배빗근 등 인간의 몸에서 최대라고 해도 좋을 만큼의 많은 근육이 척추를 지지하고 있다. 뼈조직은 신경조직의 보디가드이지만, 허리에서는 근조직이 뼈조직의 보디가드라 할 수 있다.

근육 치료가 필요한 이유

슬슬 이야기를 정리해 보자. 앞에서도 말했듯이 결국 심한 허리 통증이 신경조직의 장애라고 한다면 소위 중등증은 신경조직을 지지하는 뼈조직의 장애다. 척추나 골반의 뒤틀림, 관절 염증, 인대·관절연골 등 관절 부위의 문제도 여기에 속한다.

또한 근조직이 뼈조직을 지탱하므로 이른바 경증으로 여기는 증상은 이 근조직의 장애인 것이다. 근육 뭉침과 피로, 염증이 여기에 속한다.

즉 근육 치료는 가능한 한 허리 통증을 조기에 발견하여 대응하는 것이라 할 수 있다. 아무리 뼈나 신경에 주의를 기울인다 해도 근육을 적절히 관리하지 못하면 언제든 악화될 수 있는 상태에 있게 되는 것이다.

허리 통증이 악화 과정에 있다면 어디에서 멈추고 싶은가? 신경 장애(중증)까지 끌고 가고 싶은가? 치료사라면 증상이 가벼울 때 도움을 줄 수 있어야 한다. 이것이 여러분이 근육을 확실히 마스터해야 하는 이유다.

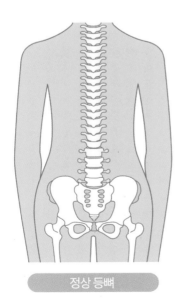

정상 등뼈

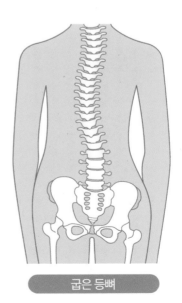

굽은 등뼈

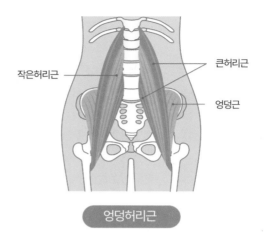

작은허리근   큰허리근

엉덩근

엉덩허리근

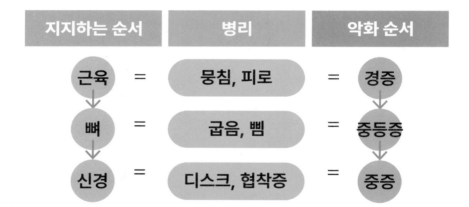

지지하는 순서		병리		악화 순서
근육	=	뭉침, 피로	=	경증
뼈	=	굽음, 삠	=	중등증
신경	=	디스크, 협착증	=	중증

② 뼈와 작용을 안다

한 수강생이 근육 공부가 어렵다며 상담을 청했다. 그는 "근육 이름이 외워지지 않는다." "근육 위치를 잘 모르겠다."라고 털어놓았다. 아마도 비슷한 고민을 하는 사람이 많을 것이다. 솔직히 나는 이 고민이 둘 다 중요하지 않다고 말하고 싶다.

예컨대 지하철(버스도 상관없다.) 노선도를 한번 떠올려 보자. 보통 지하철을 이용할 때 모든 호선의 노선을 외우지는 않는다. 만약 외운다고 해도 어떤 호선을 타야 남쪽으로 갈 수 있는지, 혹은 도심으로 갈 수 있는지 등을 대략적으로 이해하는 정도일 것이다.

이때 중요한 것은 우선 '역'을 아는 것이다. 주요 역을 알고 그것을 연결하면 노선이 된다. 여러분이 사는 지역의 지하철이나 버스 노선도를 외울 때 어디를 지나는지를 아는 것보다 역이나 버스 정류장을 먼저 의식하는 편이 이해하기가 쉽다. 그리고 다음으로 상행선인지 하행선인지, 그 지하철이나 버스가 어느 방향으로 달리는가 하는 '주행 방향'을 기억해야 한다.

근육은 노선, 뼈는 역으로 생각한다

이것은 근육의 경우로 보아도 마찬가지다. 근육에는 '이는 곳'(시작)과 '닿는 곳'(끝)이 있고 그 대부분은 뼈로 되어 있다. 또 근육이 수축하면 뼈와 뼈가 가까워지거나 떨어지므로 이런 동작에 따라 우리의 관절이 움직이게 된다. 다시 말해, 근육 자체가 노선이라면 '뼈'는 역에 해당하고 '작용'은 주행 방향에 해당한다.

자, 치료사가 자기가 외우는 모든 근육을 떠올려 적어 본다면 근육이 어떤 뼈에서 시작해 어떤 뼈에 부착되는지(이는 곳과 닿는 곳) 또는 수축할 때 관절이 어떻게 움직이는지(작용) 얼마나 생각해 낼 수 있을까? 이를 정확히 기억해 내지 못한다면 역을 모르고 지하철 노선도를 외우려는 것과 같다. 그리고 지하철이 어디로 가고 있는지 모르기 때문에 전체를 이해하는 데도 어려움을 겪을 수밖에 없다.

그렇다고 우울해할 필요는 없다. 공부할 여지가 있다는 것은 곧 성장할 가능성이 있다는 뜻이므로 오히려 기뻐해야 한다. 치료사가 근육을 공부하는 데 부족한 부분을 파악했다면 이제 성장하는 길만 남았다.

프롤로그 치료사가 알아야 할 뼈대와 근육

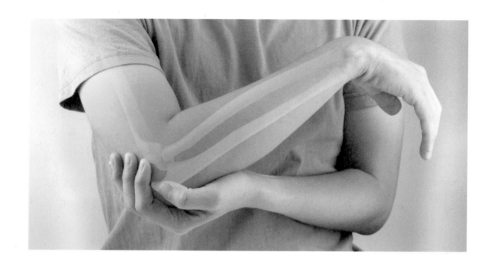

배와 항구의 관계를 떠올린다

또한 '뼈'라는 대략적인 카테고리보다는 조금
더 자세하게 외울 필요가 있다. 예컨대 배가 항구
를 향해 갈 때, 같은 제주도라고 해도 성산항과 제
주항은 위치가 전혀 다르다. 따라서 '제주도로 가
는 배'라는 말만으로는 배의 여정을 이해하기 위
한 정보가 부족하다. 마찬가지로 '어깨뼈에 부착
된 근육'이란 말은 그 정보의 범위가 너무 넓고 모
호해서 이해하기 어렵다.

'제주도의 성산항으로 가는 배'와 같이 '어깨뼈
의 부리돌기(오훼돌기, coracoid process)에 부착
된 근육'이란 식으로 그 뼈의 구체적으로 어디에
붙은 근육인지를 알아야 한다. 단 이 말이 다소 어
렵게 느껴질 수 있다는 점은 나 역시 공감한다.

'위팔뼈의 가쪽위관절융기(외측상과)', '자뼈붓돌

기(척골경상돌기)', '엉덩뼈의 위앞엉덩뼈가시(상전
장골극, anterior superior iliac spine)' 등 한순간 주눅
들게 하는 어려운 용어가 나열되니, 혼자서 공부하
는 이른바 독학생이라면 백기를 들 수도 있다. 정말
로 독학이 어렵다면 꼭 내 강의를 들어 보라고 권하
고 싶지만, 그보다 어렵게 느껴지는 것은 학습 수준
이 아니라 단순한 언어의 장벽이라는 점을 말해 두
고 싶다. 이 책이 근육에만 초점을 맞추지 않고 뼈
의 정보를 함께 다룬 것도 이런 이유다.

근육을 공부하기 전에 뼈를 공부한다면 분명
여러분의 이해도가 깊어져 현장에서 활용할 수
있는 좀 더 살아 있는 지식이 될 것이다.

근육이 뼈의 어느 부분에 붙어 있는지 알면 기억하기 쉽다

위팔두갈래근은 어깨뼈와 아래팔 노뼈의 ● 부분에 붙어 있고, 팔꿈치를 굽힐 때 움직인다. 이는 곳은 어깨뼈이고, 닿는 곳은 아래팔의 노뼈다.

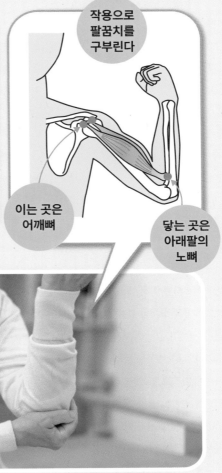

작용으로
팔꿈치를
구부린다

이는 곳은
어깨뼈

닿는 곳은
아래팔의
노뼈

③ 병리학과 연결한다

"해부생리학을 마스터하면 현장에서 치료를 잘할 수 있습니까?"

이렇게 묻는다면 "그렇다"고 말하고 싶지만, 유감스럽게도 "아니요"라고 말할 수밖에 없다. 왜 그럴까? 답은 간단하다. 해부생리학은 '건강한 인간'에 대한 학문이기 때문이다. 허리 통증, 어깨 결림, 두통, 관절통 등으로 우리를 찾는 고객 대부분은 건강하지 못하다. 따라서 건강한 사람을 위한 해부생리학만으로는 부족한 것이 당연하다. 이런 증상들이 해당하는 학문이 '병리학'이다. 글자 그대로 병의 원리를 뜻한다.

고객이 호소하는 문제를 이해한다

물론 치료사는 이러한 병을 '고치지는' 못한다. 그리고 예방에 도움을 주는 경우에도 허리 통증에 관한 지식이 없는 치료사라면 제대로 지도할 수가 없다. 앞에서 근육 공부는 경증일 때 대처하기 위한 것이라고 말했는데, 동시에 그 근육이 어떤 질병의 원인이 될 수 있는지를 이해하는 것도 중요하다. 예컨대 궁둥구멍근(이상근)이라는 근육에 이상이 생기면 '궁둥뼈 통증(좌골 신경통)'의 원인이 되며, '동결견(오십견)'은 어깨세모근 이상이 원인이다. 이처럼 근육과 병리의 연결이 가능하

면 고객이 호소하는 증상을 더 잘 이해할 수 있다. 물론 이해뿐 아니라 그 병리에 맞는 치료를 한다면 더욱 신뢰할 만한 결과를 얻을 수 있다.

이런 이유로 이 책에서는 우리 몸 각 부위에 관한 '잘못된 자세'를 병리의 관점에서 해설해 추가했다. 당연히 자세를 개선하면 어깨 및 목 결림, 허리 통증 등 만성질환을 예방할 수 있다.

근육을 배우기 위한 3가지 포인트를 이야기했는데, 그에 대한 가치를 느꼈기를 바라는 마음이다. 어쨌든 이 3가지를 고려하면 치료 실력이 확실히 향상되어 좋은 결과를 얻을 것이고, 그러면 공부가 즐거워진다. 즐거우면 공부를 더 적극적으로 할 수 있고 결과가 다시 좋아진다. 이렇게 선순환을 이룰 수 있는 것이다.

모든 사람에게 인정받는 특별한 사람은 분명히 이 선순환에 올라 멋진 성과를 내고 있을 것이다. 다시 말해, 이것은 누구나 할 수 있는 일이다. 그렇다면 하지 않을 이유가 없다.

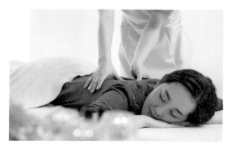

제1장

머리의

뼈대와 근육

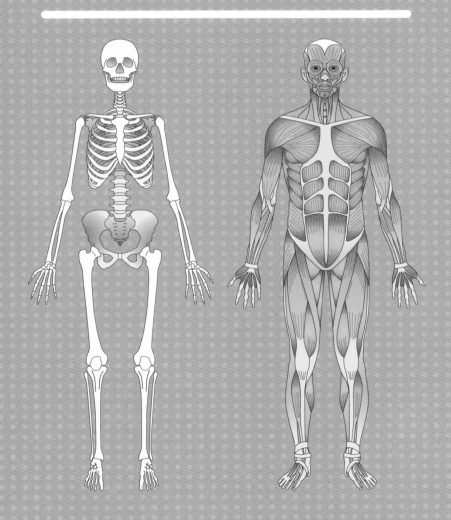

머리의 뼈대

중요한 뇌와 얼굴을 보호하는 머리의 뼈

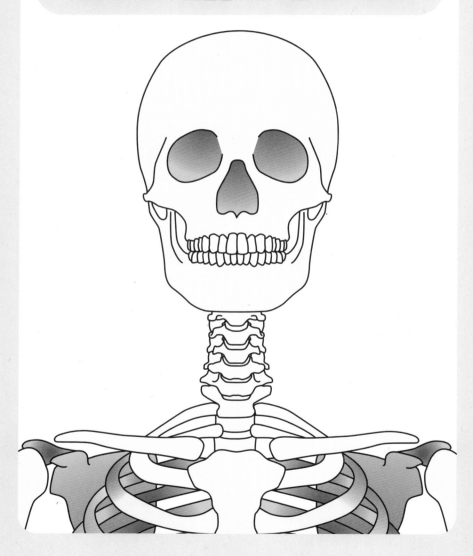

30

뇌를 보호하는 뇌머리뼈와 얼굴을 형성하는 얼굴머리뼈

뇌를 보호하는 반구형 뇌머리뼈는 5종류의 7개 뼈로 구성된다

머리 부위의 뼈대는 뇌를 보호하는 '뇌머리뼈'와 얼굴 부위를 형성하는 '얼굴머리뼈'로 나눌 수 있다.

뇌머리뼈(뇌두개, neurocranium)는 반구 형태의 머리뼈(두개골)로 잘 알려져 있지만, 사실 단순한 하나의 뼈가 아니라 뼈대라 할 수 있다. 머리 앞쪽에 있는 '이마뼈(전두골, frontal bone)'부터 좌우 대칭을 이루는 '마루뼈(두정골, parietal bone)' 한 쌍, 그리고 머리 뒤쪽의 '뒤통수뼈'로 이어진다. 그리고 좌우 한 쌍의 '관자뼈(측두골, temporal bone)'와 '나비뼈(접형골, sphenoid bone)'를 포함한 총 5종류, 7개 뼈로 구성된다.

옆에서 보면 솔기 같은 선이 있는데, 뼈의 이음매인 이것을 '봉합(suture)'이라 한다. 팔꿈치나 무릎관절처럼 뼈와 뼈가 연결되는 부분이 가동성을 지니게 하는 '움직관절(가동관절, diarthrosis)'과 뇌머리뼈의 봉합처럼 결합 부분이 움직이지 않는 '못움직관절(부동관절, synarthrosis)'로 뼈는 결합되어 있다.

이마뼈와 마루뼈의 이음매는 '관상봉합(coronal suture)', 마루뼈와 뒤통수뼈 사이는 시옷봉합(삼각봉합, lambdoid suture), 마루뼈와 관자뼈 사이는 비늘봉합(squamous suture)이라 한다.

얼굴머리뼈는 16개의 뼈로 구성된다

얼굴머리뼈는 16개의 뼈로 이루어진다. 눈과 코 주변에는 코 연골과 함께 코를 형성하는 코뼈, 눈구멍(안와, orbit)의 내벽 앞부분에는 얇은 판 모양의 눈물뼈(누골, lacrimal bone)가 좌우 한 쌍을 이루고 있다. 코안(비강, nasal cavity)을 좌우로 구분하는 벌집뼈(사골, ethmoid bone)는 그 모양이 매우 복잡하고 안에 빈 곳이 많다.

얼굴의 주요 부위는 위턱뼈(상악골)(좌우 한 쌍)와 아래턱뼈(하악골), 광대뼈(관골/협골)(좌우 한 쌍)로 형성되어 있다. 이외에 입천장뼈(구개골, palatine bone)(좌우 한 쌍), 보습뼈, 아래코선반(하비갑개, inferior nasal concha)(좌우 한 쌍), 목뿔뼈(설골, hyoid bone)가 있다.

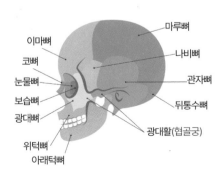

머리의 뼈대근

얼굴을 형성하는 **머리의 근육**

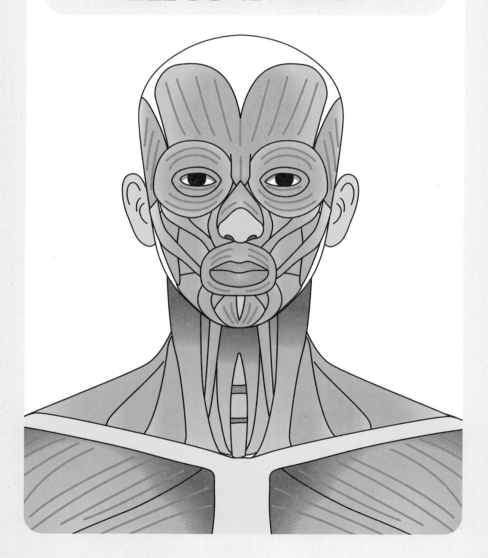

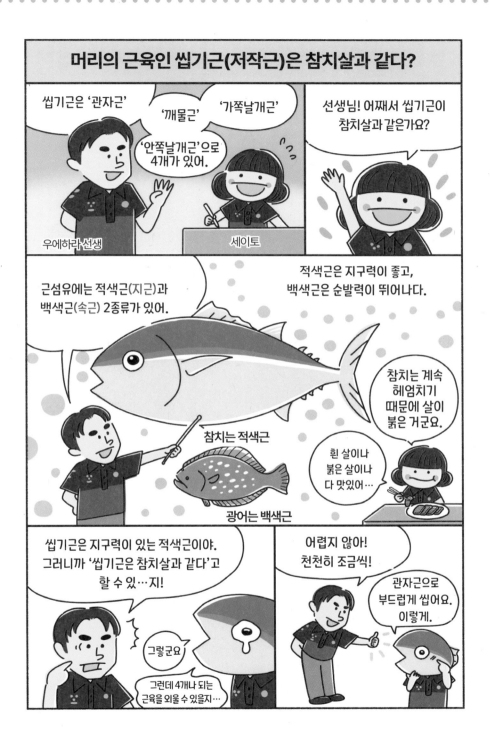

표정근

인간은 얼굴에 존재하는 많은 근육을 이용해 희로애락을 표현할 수 있습니다. 표정근 하나하나를 움직여 눈, 코, 입 등의 얼굴 부분에 변화를 주고 섬세한 표정을 만들 수 있어요!

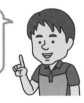

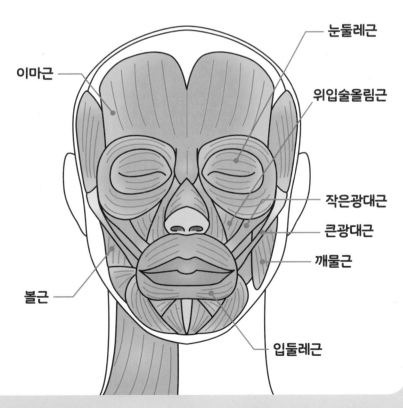

이마근

눈둘레근

위입술올림근

작은광대근

큰광대근

깨물근

볼근

입둘레근

머리의 뼈대근

복잡한 얼굴 표정을 만드는 표정근의 종류

● 눈둘레근
눈을 뜨고 감는 기능을 한다. 눈 주위에 있으며, 이 근육이 약해지면 위 눈꺼풀이 처지고 눈꼬리에 주름이 생긴다.

● 볼근
입꼬리를 올리는 기능을 한다. 위아래 턱관절에서 입꼬리까지 뻗어 있고, 이 근육이 약해지면 입꼬리가 내려간 표정을 짓게 된다.

● 이마근
눈썹을 올리는 기능을 한다. 눈썹 위에서 뻗어 있으며 이 근육이 약해지면 이마에 주름이 생긴다.

● 위입술올림근
윗입술을 들어 올리는 기능을 한다.

● 큰광대근
입꼬리를 얼굴 위쪽, 바깥쪽으로 들어 올리는 기능을 한다.

● 깨물근
씹기 위한 뼈대근으로, 광대뼈 부위에 있다. 이 근육을 움직이면 다른 표정근도 자극을 받는다.

● 입둘레근
입가의 표정을 만드는 기능을 한다. 입술 주위에 있는 이 근육이 약해지면 입가가 처지고 주름이 생긴다.

씹기근
(저작근)

씹기근은 아래턱뼈의 운동(주로 씹기운동)과 관련된 근육을 통틀어 부르는 말입니다. 아래턱뼈를 움직여 음식물을 씹는 데 도움을 주지요. 관자근(측두근, temporal muscle), 깨물근, 안쪽날개근(내측익돌근, medial pterygoid muscle), 가쪽날개근(외측익돌근, lateral pterygoid muscle)까지 모두 4종류로 구성된답니다!

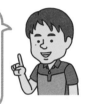

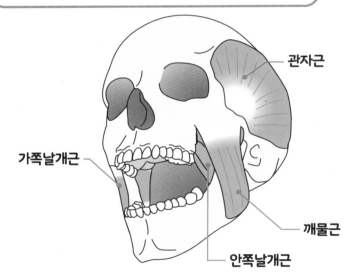

관자근

가쪽날개근

깨물근

안쪽날개근

관자근, 깨물근, 안쪽날개근, 가쪽날개근의 씹기근이 뭉치면 두통이나 눈의 피로를 일으키기도 한다. 입이 똑바로 벌어지지 않고 얼굴 좌우가 비대칭이거나 입을 벌렸을 때 세로로 손가락이 두 개밖에 들어가지 않는 증상이 있다면 씹기근을 풀어 주는 스트레칭이 효과적이다.

관자근

(측두근)

씹는 힘을 내는 강한 근육입니다. 안쪽날개근, 깨물근과 함께 씹기근의 하나로, 아래턱을 다무는 기능을 해요. 세게 씹으면 관자놀이 부근이 불룩해지는 것을 확인할 수 있어요!

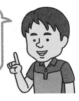

지배신경

삼차신경의 세 번째 가지
(아래턱신경)

작용

아래턱뼈 들어 올리기
(입을 다물고 치아 맞물리기)

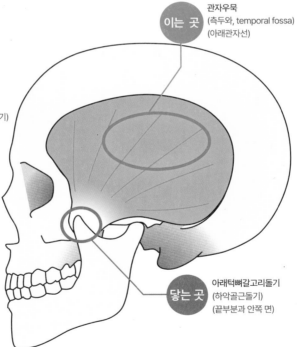

이는 곳
관자우묵
(측두와, temporal fossa)
(아래관자선)

닿는 곳
아래턱뼈갈고리돌기
(하악골근돌기)
(끝부분과 안쪽 면)

Medial pterygoid muscle

안쪽날개근
(내측익돌근)

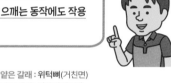

턱 깊은 층에 있는 씹기근으로 씹는 기능과 턱을 앞으로 내미는 기능을 하고 있습니다. 가쪽날개근과 번갈아 일하며 음식물을 입안에서 으깨는 동작에도 작용해요!

머리의 뼈대근

지배신경

안쪽날개근 신경
(삼차신경 세 번째 가지,
아래턱신경)

작용

아래턱뼈를
들어 올리는 동시에
반대쪽으로 당긴다.

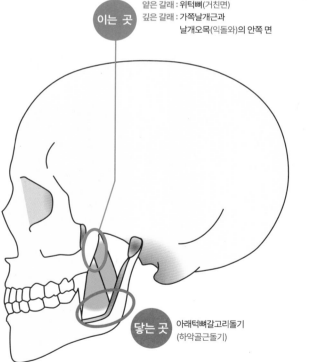

이는 곳
얕은 갈래 : 위턱뼈(거친면)
깊은 갈래 : 가쪽날개근과
날개오목(익돌와)의 안쪽 면

닿는 곳
아래턱뼈갈고리돌기
(하악골근돌기)

가쪽날개근
(외측익돌근)

광대뼈 깊은 층에 있는 씹기근으로 상부와 하부 2개로 나누어져 있습니다. 상부는 입을 벌리는 기능을 하며 하부는 주로 턱을 앞으로 내미는 작용을 해요. 입을 크게 벌릴 때, 아래턱뼈 관절융기(condyle)를 앞으로 당깁니다!

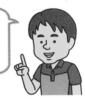

지배신경

가쪽날개근신경
(삼차신경 세 번째 가지, 아래턱신경)

작용

아래턱뼈를 앞쪽으로 당긴다. 양쪽이 움직이면 아래턱뼈를 앞쪽으로 당기고(입을 벌림), 한쪽이 움직이면 반대쪽으로 움직여 으깨기 운동을 한다.

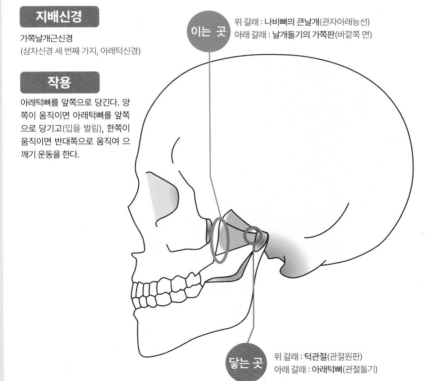

이는 곳
위 갈래 : 나비뼈의 큰날개(관자아래능선)
아래 갈래 : 날개돌기의 가쪽판(바깥쪽 면)

닿는 곳
위 갈래 : 턱관절(관절원판)
아래 갈래 : 아래턱뼈(관절돌기)

Masseter muscle

깨물근
(교근)

씹기근의 하나로 가장 얕은 층에 있습니다. 얕은 부위와 깊은 부위에 2개의 근육힘살(근복, muscle belly)이 있어서 다른 근육과 함께 아래턱을 다무는 기능을 해요. 근육의 닿는 곳이 턱관절에서 멀기 때문에 관자근보다 효율적으로 힘을 쓸 수 있어요!

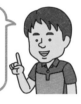

지배신경

깨물기근 신경

작용

아래턱을 들어 올려
씹기운동을 한다.

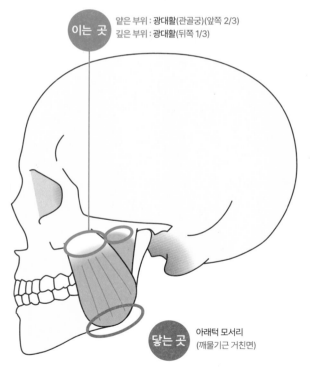

이는 곳
얕은 부위 : 광대활(관골궁)(앞쪽 2/3)
깊은 부위 : 광대활(뒤쪽 1/3)

닿는 곳
아래턱 모서리
(깨물기근 거친면)

머리의 뼈대근

눈둘레근

(안륜근)

이 근육은 눈을 빙 둘러싸고 있는 눈꺼풀을 여닫을 때 사용하는 근육으로 눈꺼풀판(검판, tarsal plates) 앞부분, 사이막 앞부분(preseptal part), 눈확(안와, orbit) 부위의 세 부위로 구분할 수 있습니다. 눈둘레근이 약해지면 눈 밑 처짐이나 탄력 부족 등이 생길 수 있어요!

지배신경

안면신경

작용

눈술잔틈새(안열, choroid fissure)의 괄약근으로 기능한다.
눈꺼풀 부위를 가볍게 닫고 눈확 부위를 강하게 닫는다.

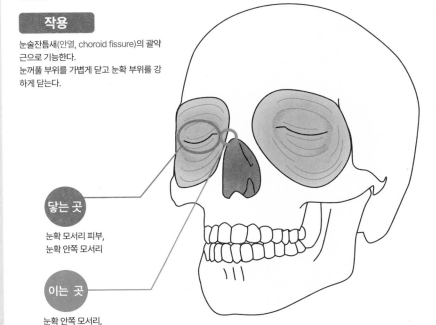

닿는 곳

눈확 모서리 피부,
눈확 안쪽 모서리

이는 곳

눈확 안쪽 모서리,
안쪽 눈꺼풀인대, 눈물뼈

볼근
(협근)

볼의 조금 깊은 층에 있는 근육입니다. 입꼬리를 바깥쪽으로 당기는 기능을 하며 입을 다물고 입술을 옆으로 벌려요. 트럼펫을 불 때처럼 입에서 공기를 내 보낼 때 기능하는 근육이기도 합니다!

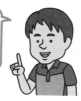

지배신경

볼가지(buccal branch)(안면신경)

작용

입꼬리를 뒤쪽으로 당긴다.
입으로 공기를 내보낸다.

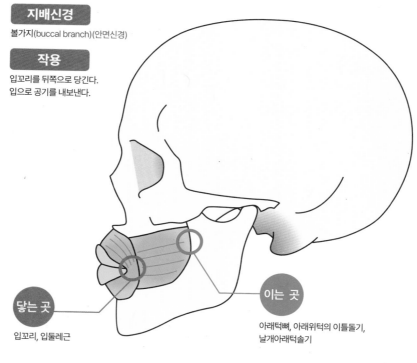

닿는 곳

입꼬리, 입둘레근

이는 곳

아래턱뼈, 아래위턱의 이틀돌기,
날개아래턱솔기

Orbicularis oris muscle

입둘레근

(구륜근)

입 주위에 있는 근육으로 위아래 입술을 끌어당겨 입을 뾰족하게 만들거나 입을 다무는 기능을 합니다. 휘파람을 부는 등 입술을 앞으로 내밀 때 작용하는 근육이에요!

지배신경

볼가지와 아래턱모서리가지
(하악연지, mandibular marginal branch)
(얼굴신경)

작용

입을 세게 다물고 입술을 앞으로 내민다
(휘파람을 불 때 등).

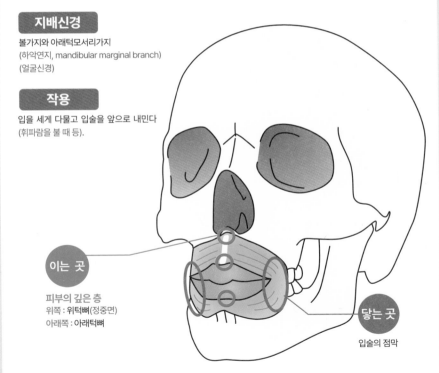

이는 곳

피부의 깊은 층
위쪽 : 위턱뼈(정중면)
아래쪽 : 아래턱뼈

닿는 곳

입술의 점막

제 1 장 머리의 뼈대와 근육

43

표정근은 부드럽게 풀어 주고 턱관절에 주의한다

표정근은 다른 근육과 달리 특수한 기능을 한다

머리 부위와 얼굴의 근육에 익숙한 정도는 각자의 경험에 따라 다를 것이다. 피부관리사(esthetician)라면 평소 얼굴 시술을 통해 접할 기회가 많겠지만, 주로 몸에 대한 시술을 하는 치료사라면 비교적 생소한 근육일 수 있다.

여기서는 먼저 몸의 근육과 달리 특수한 기능을 지닌 얼굴 근육(표정근)을 이해해야 한다. 하지만 일반적으로 뼈대근이라고 하면 뼈에서 시작해 뼈로 끝나는(앞에서 언급한 '이는 곳'과 '닿는 곳') 것이 대부분인 데 반해, 표정근은 '피부근(dermal muscle)'이라고 해서 오직 피부를 움직이는 근육이다. 그도 그럴 것이 우리 인간이 만드는 표정(웃는 얼굴이나 화난 얼굴, 곤란한 얼굴 등)은 뼈로 구성된 관절이 움직여 만드는 것이 아니라 피부가 가까워지거나 멀어지면서 만들어지기 때문이다.

표정근은 되도록 부드럽게 접근하자

당연히 관절을 움직이는 것에 비해 피부를 움직이는 데는 그리 많은 힘이 필요하지 않을뿐더러 표정은 자주 바뀌기 때문에 지구력도 필요 없다. 물론 근육이므로 피로가 생기고 노폐물도 쌓여 관리는 필요하지만, 뼈대근과 같이 강한 마사지나 자극은 필요하지 않다. 따라서 표정근에 대한 접근은 피부밑을 의식하면서 가볍게 자극하거나 혹은 당겨서 늘이는 스트레칭이 효과적이다(나는 독자적인 방법으로 '정근[整筋] 스트레칭'을 개발했다).

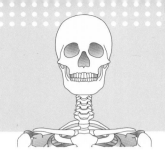

턱관절은 살아가는 데
매우 중요한 관절이다

　표정근에는 관절을 움직이는 기능이 없다고
했다. 그렇다면 머리에 관절 자체가 있기는 할까?
사실 딱 한 종류(좌우로 2개)가 있는데 바로 '턱관
절'이다. 턱관절은 몇 가지 수수께끼 같고 드라마
같은 우연이 겹치면서 발생과 진화를 거듭해 지
금에 이른 꽤 재미있는 관절이다. 한마디로 '고기
능'의 관절이라 할 수 있다. 예컨대 몸의 관절(손
목이나 팔꿈치 관절 등)이 움직이지 않으면 불편하
긴 해도 살아가는 데 문제가 되지는 않는다. 하지
만 인간 활동의 에너지원인 음식을 씹고 으깨는
기능을 하는 턱관절은 어떨까? 살아가는 데 없어
서는 안 될 중요한 관절인 것이다. 게다가 씹기
같은 격렬한 동작을 할 때도 있지만 말을 하는 아
주 섬세하고 작은 동작을 담당하기도 한다.

　자, 지금부터는 몸을 조금 움직여 보자. 상황이
된다면 꼭 일어서 보자. 이 책을 손에 든 채로 해도
괜찮다. 선 자세에서 그대로 허리를 뒤로 젖혀 보
자. 얼마나 젖혀지는가? 이것은 몸통을 뒤로 굽히
는 동작인데, 어디까지 젖혀지는지 기억해 두자.

　그리고 똑바로 섰다가 다시 한번 젖혀 보자. 이
번에는 턱을 힘껏 앞으로 내밀고(이른바 턱을 치켜
든 상태) 젖혀 보자. 어떠한가? 아까만큼 잘 젖혀

지지 않을 것이다.

　그러면 이번에는 턱을 한껏 몸쪽으로 넣고(턱
을 한 대 맞은 느낌으로 아래 앞니를 윗니보다 몸쪽으
로 넣은 상태로) 젖혀 보자. 신기하게도 맨 처음 뒤
로 젖혔을 때보다 더 깊게 젖혀질 것이다.

　사실 이렇게 턱의 위치는 온몸에 영향을 미친
다. 만약 턱관절에 변형이나 운동 장애가 생기면
그것이 원인이 되어 어깨 결림이나 허리 통증, 동
결견(오십견) 등을 일으킬 가능성이 충분하다. 그
리고 그 반대도 마찬가지다.

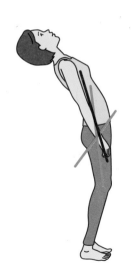

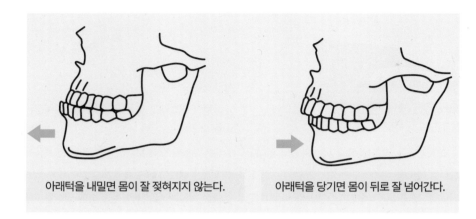

아래턱을 내밀면 몸이 잘 젖혀지지 않는다. 　 아래턱을 당기면 몸이 뒤로 잘 넘어간다.

온몸에 영향을 미치는 씹기근은 힘을 적절하게

그러면 그 턱관절에 운동 장애가 생기는 원인은 무엇일까? 그중 하나로 역시 근육을 들 수 있다. 특히 사람이 입을 다물 때 씹기근(입을 다무는 근육)으로 가해지는 힘은 남성이 60kg, 여성이 40kg나 된다고 한다. 그러니 팔과 다리의 근육과 같은 수준의, 아니 그 이상의 피로도와 뭉침 증상을 초래한다. 따라서 그만큼 충분한 관리가 필요하다.

구체적으로 말하면 입을 다무는 근육에는 깨물근, 관자근, 안쪽날개근, 가쪽날개근이 있고, 입을 벌리는 근육은 턱두힘살근(악이복근, digastric muscle), 턱끝목뿔근(이설골근, geniohyoid muscle), 턱목뿔근(악설골근, mylohyoid muscle)을 들 수 있다. 앞에서 말한 대로 특히 입을 다무

는 근육(씹기근)에는 힘과 지구력이 모두 필요하기 때문에 나름대로 관리를 해야 한다. 표정근을 다룰 때는 많은 힘을 들이지 않아도 된다고 말했지만, 씹기근 관리는 그렇게 간단하지가 않다.

물론 관리가 필요하다는 점만 강조하려는 것이 아니다. 나는 동료들과 함께 씹기근에 대한 다양한 시술법과 접근법을 개발 중이다. 우리는 각 근육을 촉진으로 정확히 구분하고 적절한 강도와 방향, 시간을 고려해 시술해야 하며, 일정 수준의 기술과 섬세함, 정확도가 필요하다는 점에서 공통된 의견을 보였다.

또한 사실 이 씹기근은 머리뿐 아니라 몸 전체에 영향을 미치며, 반대로 온몸의 영향을 받기도 한다. 이에 관해서는 앞으로 살펴볼 계획이므로 함께 공부해 나가도록 하자.

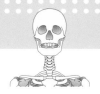

씹기근은
머리뿐 아니라
온몸에 영향을
미친다.

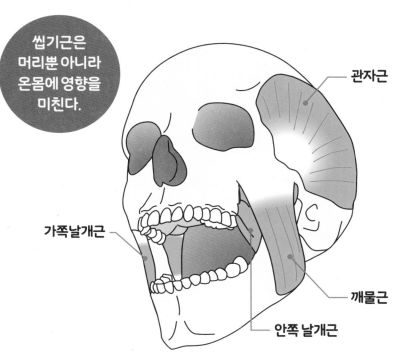

관자근

가쪽날개근

깨물근

안쪽 날개근

몸을 움직이는 뼈대근에는 굽힘근, 폄근, 적색근, 백색근이 있다

관절을 구부리는 굽힘근, 관절을 펴는 폄근

인간의 몸에서 뼈와 뼈의 연결 고리에 해당하는 부분이 '관절'이다. 무릎, 발목, 어깨, 팔꿈치, 턱 등 사람의 몸에는 많은 관절이 있다. 그리고 그 관절을 움직이는 것이 뼈대근으로, 기본적으로 두 개의 뼈에 붙은 채 관절에 걸쳐 있다. 근육이 수축하면 두 개의 뼈가 당겨지므로 관절이 굽혀진다.

관절 주위에는 서로 마주 보듯이 두 종류의 근육이 붙어 있다. 관절을 구부리기 위한 근육을 '굽힘근', 그 반대쪽에 붙어서 관절을 펴는 근육을 '폄근'이라 한다.

몸을 움직이기 위해 쌍으로 움직이는 뼈대근

대부분의 뼈대근은 뼈의 뒤쪽과 앞쪽 양면에서 밀착해 있는 것이 특징이다. 그것이 짝을 이루어 몸을 움직인다. 예컨대 팔은 위팔두갈래근과 위팔세갈래근, 다리의 경우는 넙다리네갈래근과 넙다리두갈래근의 조합이 있다.

팔이나 다리를 움직일 때 짝을 이루는 근육 중 움직이는 쪽 근육이 수축하고 다른 쪽 근육이 이완되는 구조다. 동시에 수축하거나 이완되면 몸을 움직일 수 없게 된다. 근육이 짝을 이뤄 수축과 이완을 반복함으로써 몸을 움직일 수 있는 것이다.

또한 장시간 몸을 움직이려면 주로 근섬유가 가는 적색근이 작용한다. 이 근육은 천천히 수축하는 근육으로 강한 힘을 내지는 못하지만 지구력이 있어 쉽게 지치지 않는다. 반면 순발력을 발휘하기 위해서는 근섬유가 굵은 백색근이 작용한다. 이 근육은 빠르게 수축해 큰 힘을 낼 수 있지만 지구력이 약해 쉽게 피로를 느낀다.

목의

뼈대와 근육

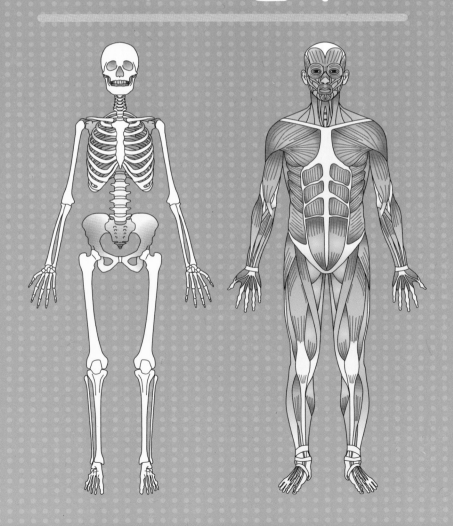

목의 뼈대

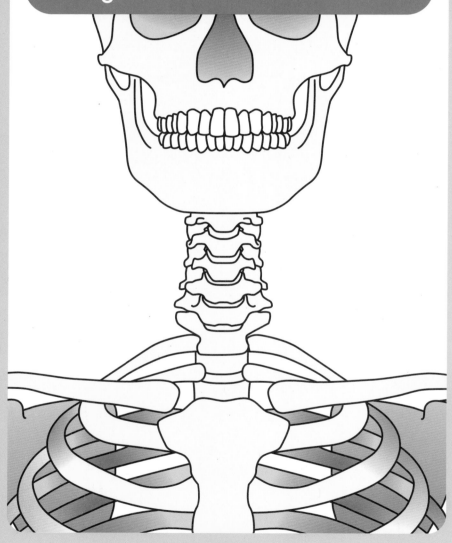

4~5kg의 성인 머리를 지탱하는 목의 뼈대

목은 1번부터 7번까지 7개의 목뼈로 구성되어 있다

성인의 4~5kg이나 되는 머리를 지탱하며 몸통과 연결되어 있는 부위가 목이다. 고개를 숙였을 때 목에는 머리 무게의 몇 배나 많은 하중이 걸린다. 그래서 교통사고 부상 중 경추 염좌(목삠)가 가장 흔하다.

목을 이루는 목뼈는 1번부터 7번까지 블록 모양의 뼈 7개가 세로로 늘어선 형태를 하고 있으며, 완만하게 앞쪽으로 곡선을 이뤄 등뼈(흉추)로 이어진다.

최근에는 두통과 어깨 결림, 어지럼증을 일으키는 '스마트폰 목'이 증가하고 있다. 이것은 오랜 시간 고개를 숙인 자세로 계속 스마트폰을 사용하여 목뼈에 하중이 가해져 직선에 가까운 상태(거북목)가 되는 것이다.

맨 위의 1번 목뼈에는 중심부의 척추뼈몸통이나 가시돌기(극돌기)가 없고, 다른 척추뼈보다 다소 큰 척추뼈구멍(추공, foramen vertebrale)이 있으며, 고리 모양을 하고 있어 고리뼈(환추)라고 한다. 고리뼈는 뒷머리뼈(후두골, occipital bone)와 연결되어 고리뒤통수관절(환추후두관절, articulatio atlanto~occipitalis)을 구성할 뿐 아니라 머리뼈와 척주를 연결하는 역할도 담당한다.

목뼈 사이에 관절이 있어 목을 돌릴 수 있다

2번 목뼈인 중쇠뼈(축추, axis)는 3번에서 7번까지의 다른 목뼈와 모양이 다르고 위쪽으로 자라는 치아돌기(odontoid process)가 있는 것이 특징이다. 치아돌기는 목 부위를 좌우로 돌릴 때 회전축이 된다.

3번부터 7번까지 목뼈는 형태가 거의 같으며 위아래 목뼈 사이에서 척추사이관절(추간 관절, intervertebral joint)을 구성한다. 가장 아래쪽 7번 목뼈는 1번 등뼈와 연결된다.

또 1번 목뼈인 고리뼈에는 척추사이원반(추간판, intervertebral disc)이 없어 이 부위에서는 추간판탈출이 생기지 않는다.

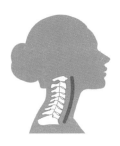

목의 뼈대근

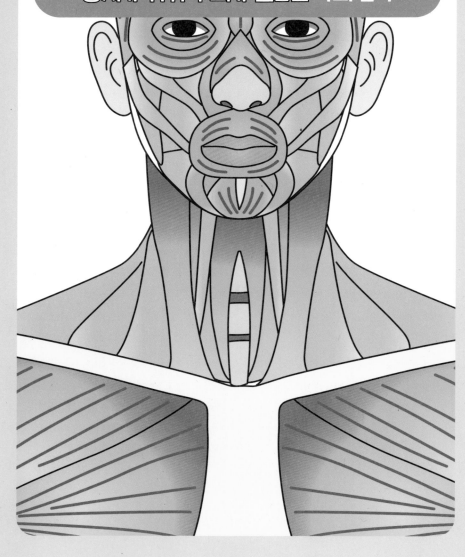

52

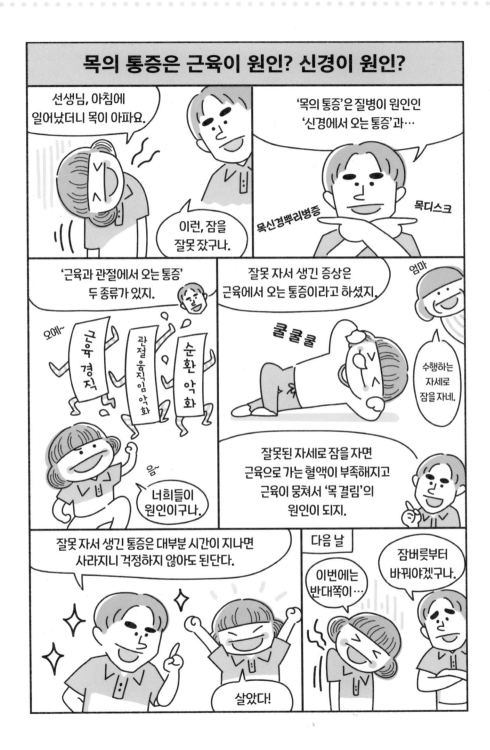

Sternocleido mastoid muscle

목빗근
(흉쇄유돌근)

얼굴을 옆으로 돌렸을 때 드러나는 목 근육 중 가장 눈에 띄는 근육입니다. 목의 양옆에 비스듬히 위치하며 백색근섬유가 높은 비율을 차지합니다. 빗장갈래(쇄골머리, clavicular head)와 복장갈래(흉골두, sternal head) 두 갈래로 되어 있으니 만져서 확실히 구분해 보세요!

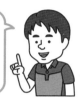

지배신경

더부신경 척수밑동 목신경 앞가지
(C2~C3)

작용

머리의 앞쪽 이동, 목 부위 폄, 한쪽 작용으로 반대쪽으로 돌림, 노력성 호흡(labored respiration)을 할 때 복장뼈와 빗장뼈를 들어 올린다.

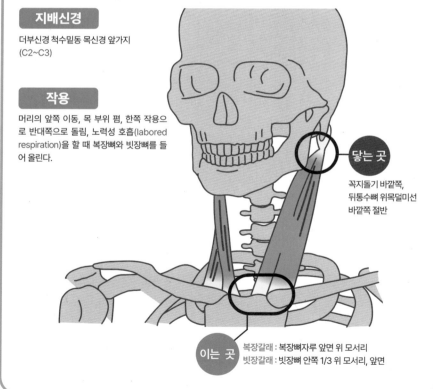

닿는 곳

꼭지돌기 바깥쪽,
뒤통수뼈 위목덜미선
바깥쪽 절반

이는 곳 복장갈래 : 복장뼈자루 앞면 위 모서리
빗장갈래 : 빗장뼈 안쪽 1/3 위 모서리, 앞면

목갈비근 그룹
(사각근 그룹)

목갈비근 그룹은 앞목갈비근(전사각근, anterior scalene muscle), 중간목갈비근(중간사각근, middle scalene muscle), 뒤목갈비근(후사각근, posterior scalene muscle)을 통틀어 가리키는 말입니다. 목갈비근 그룹은 1번, 2번 갈비뼈를 들어 올려 숨을 들이쉬는 동작에 관여하는 근육이에요. 목갈비근 그룹은 목빗근 뒤에 위치한 근육 그룹으로 목의 옆쪽에 뻗어 있어요!

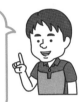

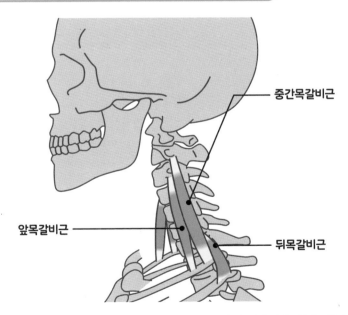

중간목갈비근

앞목갈비근

뒤목갈비근

주로 목을 상하, 좌우로 꺾고 구부리는 기능을 하며 1번, 2번 갈비뼈를 들어 올리기도 한다. 1번, 2번 갈비뼈가 들리면 갈비뼈호흡(흉식호흡)을 부드럽게 할 수 있다.

제 2 장 목의 뼈대와 근육

앞목갈비근
(전사각근)

목뼈에서 1번 갈비뼈를 들어 올리는 호흡 근육으로서의 역할과 반대로 1번
갈비뼈에 목뼈가 가까이 갈 수 있게 목을 움직이는 역할을 하는 근육이에요!

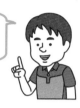

목의 뼈대근

지배신경

목신경얼기(경신경총, cervical plexus),
팔신경얼기(완신경총, brachial plexus)(C5~C7)

작용

1번 갈비뼈를 들어 올림, 목뼈 굽힘(보조적 작용), 한쪽이
움직이면 같은 쪽으로 옆굽힘(측굴), 반대쪽으로 돌림.

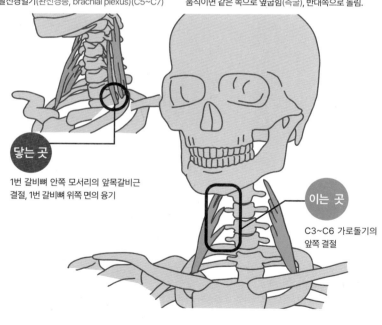

닿는 곳

1번 갈비뼈 안쪽 모서리의 앞목갈비근
결절, 1번 갈비뼈 위쪽 면의 융기

이는 곳

C3~C6 가로돌기의
앞쪽 결절

중간목갈비근
(중사각근)

앞목갈비근과 같은 호흡 근육으로 조금 더 큽니다. 앞목갈비근과 중간목갈비근, 빗장뼈가 만드는 틈(목갈비근 공간)으로 빗장뼈 아래 동맥과 팔신경얼기(완신경총)가 통과합니다. 목뼈의 동작에도 보조적으로 기능해요!

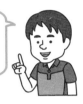

지배신경

목신경얼기, 팔신경얼기(C3~C8)

작용

1번 갈비뼈를 들어 올림, 목뼈 굽힘과 옆굽힘, 목을 앞과 옆으로 구부리는 데 작용.

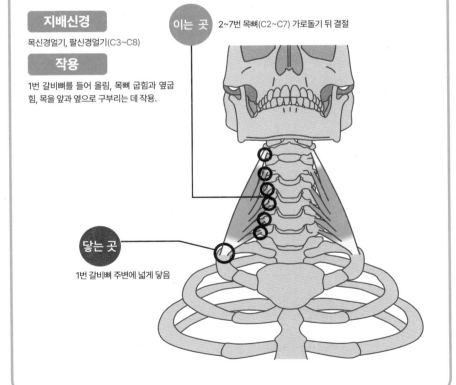

이는 곳 2~7번 목뼈(C2~C7) 가로돌기 뒤 결절

닿는 곳 1번 갈비뼈 주변에 넓게 닿음

뒤목갈비근
(후사각근)

목뼈에서 2번 갈비뼈로 이어지는 호흡근입니다. 다른 목갈비근과 마찬가지로 갈비뼈를 들어 올리는 기능을 하며, 주로 가슴우리(흉곽)를 넓혀 숨을 들이쉴 때 사용해요!

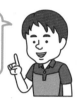

목의 뼈대근

지배신경

목신경얼기, 팔신경얼기(C7~C8)

작용

2번 갈비뼈 들어 올림,
목뼈 굽힘과 옆굽힘,
목을 앞으로 숙일 때 작용.

이는 곳 5~7번 목뼈(C5~C7)의 가로돌기 뒤 결절

닿는 곳

2번 갈비뼈의 바깥쪽 면

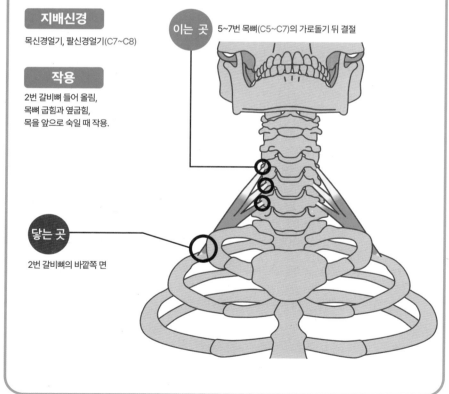

머리널판근
(두판상근)

머리와 목 부위에서 가장 얕은 층에 있는 고유한 등근육이지만, 아래쪽은 마름모근(능형근)과 등세모근에 덮여 있어 윗부분에서 더 잘 만져져요. 주로 고개를 젖히는 자세(목 폄)에 도움이 돼요!

지배신경
척수신경의 뒷가지(C1~C5)

작용
머리와 목 부위의 폄,
같은 쪽으로 돌림 및 옆굽힘.

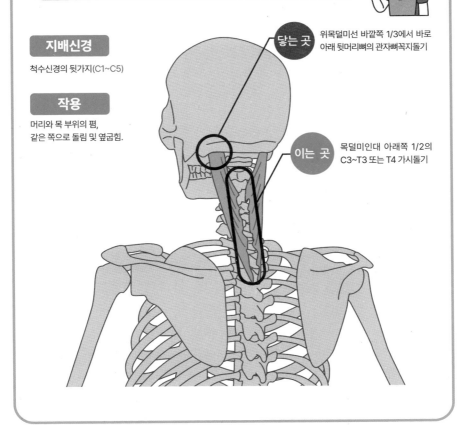

닿는 곳 위목덜미선 바깥쪽 1/3에서 바로 아래 뒷머리뼈의 관자뼈꼭지돌기

이는 곳 목덜미인대 아래쪽 1/2의 C3~T3 또는 T4 가시돌기

제 2 장 목의 뼈대와 근육

59

척추앞근 그룹
(추전근 그룹)

척추앞근 그룹은 목뼈 앞쪽에 좌우 대칭으로 위치하는 목의 깊은 근육들입니다. 주로 목뼈 윗부분을 구부릴 때 기능하고 목의 옆굽힘에도 보조적인 역할을 해요!

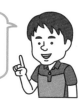

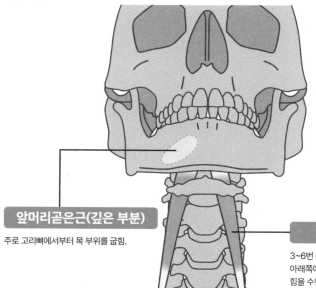

앞머리곧은근(깊은 부분)

주로 고리뼈에서부터 목 부위를 굽힘.

머리긴근

3~6번 목뼈에서 일어나 뒤통수뼈의 아래쪽에 닿는다. 목뼈 윗부분의 굽힘을 수행한다.

척추앞근 그룹은 앞머리곧은근, 머리긴근, 긴목근, 가쪽머리곧은근의 4개 근육으로 구성된다. 목뼈의 위쪽에 부착하여 목의 움직임을 보조한다.

목의 뼈대근

Suboccipital muscles

뒤통수밑근육 그룹
(후두하근 그룹)

뒤통수밑근육 그룹은 작은뒤머리곧은근, 큰뒤머리곧은근, 위머리빗근, 아랫
머리빗근까지 목뼈 뒤쪽 면 깊은 곳에 있는 4가지 근육을 가리키는 말입니다.
주로 위쪽 목뼈를 늘이고(뒤굽힘), 옆굽힘에 관여하며, 큰뒤머리곧은근과 작은
뒤머리곧은근은 특히 돌림 동작에 큰 역할을 해요!

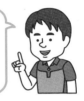

제
2
장
목
의
뼈
대
와
근
육

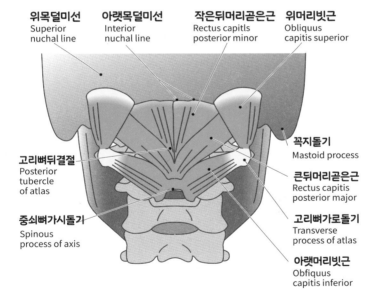

위목덜미선
Superior
nuchal line

아랫목덜미선
Interior
nuchal line

작은뒤머리곧은근
Rectus capitls
posterior minor

위머리빗근
Obliquus
capitis superior

고리뼈뒤결절
Posterior
tubercle
of atlas

중쇠뼈가시돌기
Spinous
process of axis

꼭지돌기
Mastoid process

큰뒤머리곧은근
Rectus capitis
posterior major

고리뼈가로돌기
Transverse
process of atlas

아랫머리빗근
Obfiquus
capitis inferior

뒤통수밑근육 그룹은 각각 1번 목뼈(C1: 고리뼈) ~ 2번 목뼈(C2: 중쇠뼈)에서 일어나며 머리뼈와 고
리뼈에 닿는다. 이들 근육이 지나치게 스트레스를 받으면 종종 두통의 원인이 되기도 한다.

목 치료의 포인트

목을 포함한 척추의 상태가 '원인'인지 '결과'인지 파악한다

거북목은 단순한 증상이 아니다

"거북목이라고 진단받았습니다."라며 상담하는 고객을 본 적 있을 것이다. 물론 나 역시 이런 경험이 있다. 하지만 겉으로 봐서는 정말 그런지 파악이 어려운 경우도 많다. 보통 거북목이라고 하면, 완만한 곡선을 보여야 하는 목이 직선으로 곧게 펴진 상태라고 알고 있을 것이다. 물론 완만한 곡선이 아닌 목을 좋다고 말할 수는 없다. 그러나 완만한 곡선이냐 아니냐로 단순하게 볼 문제일까?

내가 말하고 싶은 것은 목을 포함한 척추 상태가 '원인'인가, 아니면 '결과'인가 하는 점이다. 예컨대 밸런스 볼(하프 짐볼)에 앉았을 때를 상상해 보자. 볼 위에서 균형이 한쪽으로 치우치면 팔을 반대 방향으로 뻗거나 흔들리는 다리에 맞춰 상체로 균형을 잡는다.

즉 사람의 몸은 다른 부위와의 연관성 속에서 기능하는 메커니즘이므로 결코 혼자서는 제 역할을 할 수가 없다. 엎드려 책을 읽거나 스마트폰을 조작할 때의 자세를 생각해 보자. 사람이 엎드리면 목뒤 쪽의 혈류가 나빠지고, 오랜 시간 이 자세를 유지하면 두통을 일으킬 수 있다. 여기서 통증의 명백한 원인은 목에 있지 않고 엎드린 자세에 있다.

목을 앞으로 내미는 습관이 이를 악무는 원인이 된다

또한 앞 장에서 언급한 씹기근도 자세에 따라 사용법이 달라진다. 이번에도 직접 실험해 보자. 먼저 등을 노인처럼 둥글게 구부려 새우등 상태를 만들어 보자. 이 상태에서 입을 벌리면 보통은 쉽게 벌어질 것이다. 반면에 등을 세워 바르게 앉고 턱을 당긴 자세에서 입을 벌려 보면 이상하게 잘 벌어지지 않는다.

입을 다무는 동작에서는 자세가 나쁠수록 많은 근력이 필요해지며 이것이 이를 악무는 원인이 된다. 내 경험으로는 대부분 깨물근이 펴진 상태의(이른바 아래턱이 나와 있는) 사람이 등이 앞으

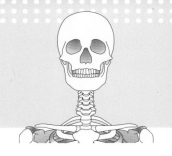

로 굽은 새우등 자세로 업무를 보거나 식사를 할 때가 많다.

　이처럼 인간의 목은 단순히 목뿐 아니라 머리와 몸통, 몸의 움직임과 자세 등 다양한 환경의 영향을 받고 그 정도에 따라 목의 형태가 결정된다. 그런데 특정 자세만으로, 허리뼈나 골반, 하체의 상황을 전혀 고려하지 않고 단순히 목의 상태만 보고 판단하는 것은 원인을 파악하고 평가하는 데 충분하지 않다고 생각한다.

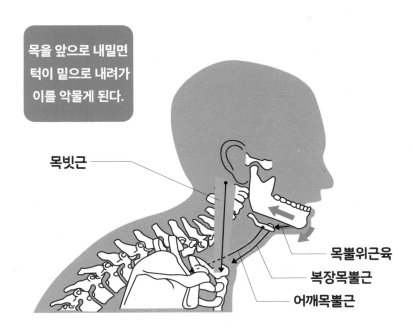

목을 앞으로 내밀면 턱이 밑으로 내려가 이를 악물게 된다.

목빗근

목뿔위근육

복장목뿔근

어깨목뿔근

근육을 움직이는 데 필요한 에너지원은?

근섬유가 묶인 근육다발이 모인 뼈대근

　뼈대근은 '근섬유(근세포)'의 집합체인 근육다발(muscle bundle)이 모여 만들어지며, 이 근섬유는 가는 '근원섬유(myofibril)' 다발로 이루어져 있다. 근원섬유는 단백질로 된 '굵은근육미세잔섬유(myosin filament)'와 '가는근육미세잔섬유(actin filament)'의 두 종류 근세사가 서로 번갈아 배열되어 있다.

　그런데 근육의 에너지원은 무엇일까? 사람은 식사를 통해 에너지를 섭취하는데 그중 가장 큰 에너지원은 당질이다. 당질은 소화효소의 작용으로 포도당으로 분해된다. 그리고 소장에서 흡수되어 간을 거쳐 혈액 속으로 보내진다. 혈액의 흐름을 타고 온몸의 근세포에 도달하면 연소하여 에너지를 만들어 낼 수 있다. 음식으로 섭취한 당질은 근육에서 글리코겐(glycogen) 상태로 저장된다. 운동을 할 때 이 글리코겐이 근육의 에너지원으로 쓰이는 것이다.

근육에 저장되는 근육 글리코겐

　근육에 쌓이는 글리코겐을 근육 글리코겐이라 한다. 체내 글리코겐의 80% 이상이 근육 글리코겐으로 저장되어 운동에 중요한 역할을 한다. 하지만 몸속에 저장된 글리코겐은 양이 매우 적어서 오랜 시간 운동하면 글리코겐이 소진되어 제힘을 다 발휘하지 못할 수 있다.

뼈대근의 구조

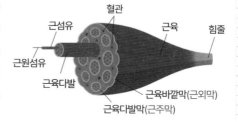

혈관
근섬유
근육
힘줄
근원섬유
근육다발
근육바깥막(근외막)
근육다발막(근주막)

팔의
뼈대와 근육

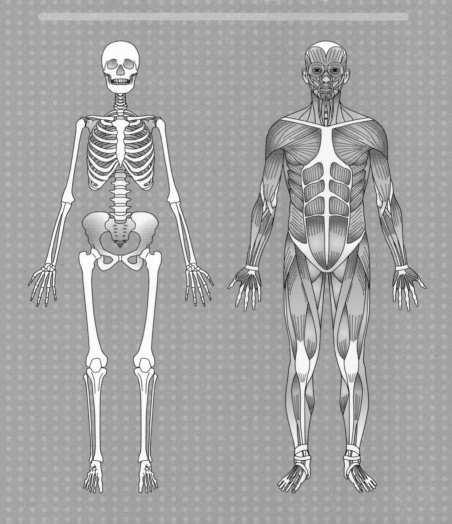

팔의 뼈대

섬세하고 자유롭게 움직이는 팔의 뼈

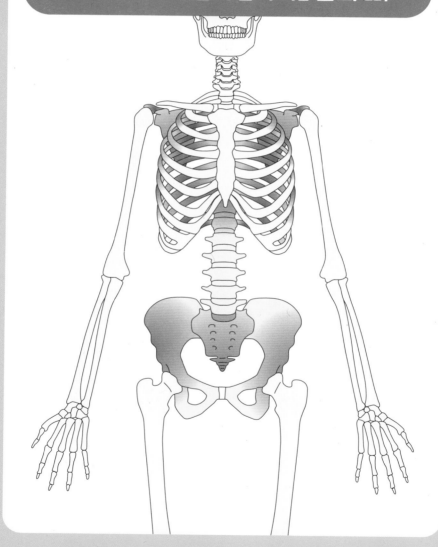

팔의 뼈대는 팔이음뼈와 자유팔뼈로 나뉜다

팔에 있는 빗장뼈와 어깨뼈는 어깨와 팔 동작의 기본이 된다

팔의 뼈대는 몸통과 팔을 연결하는 '팔이음뼈'와 어깨관절에서 손가락에 이르는 '자유팔뼈'로 나뉘며 총 8종, 64개 뼈로 구성되어 있다.

팔이음뼈에는 빗장뼈와 어깨뼈가 있어 어깨와 팔을 자유롭게 움직일 수 있다.

빗장뼈는 몸의 앞쪽에 있는 S자 형태를 한 좌우대칭의 긴뼈로 복장뼈(가슴뼈)와 연결되고, 복장뼈는 갈비뼈를 지나 등뼈와 연결된다. 즉 빗장뼈는 몸통과 팔을 연결하는 중요한 역할을 맡은 것이다. 또한 등 쪽에 있는 어깨뼈와 연결되어 봉우리빗장관절(견쇄관절, AC joint)을 구성한다.

어깨뼈는 삼각형 모양을 한 좌우 한 쌍의 큰 납작뼈(편평골, Flat bone)로, 빗장뼈를 지나 가슴우리뿐 아니라 몸통과도 연결되어 있다.

팔과 손가락의 많은 뼈가 섬세한 동작을 돕는다

자유팔뼈 중 가장 긴 팔뼈는 근육으로 어깨뼈와 연결되어 있다. 팔꿈치관절을 통해 아래팔의 새끼손가락 쪽에 있는 자뼈와 엄지손가락 쪽의 노뼈로 연결된다. 자뼈는 팔꿈치관절에서는 주요 역할을, 손관절에서는 보조 역할을 하고 노뼈는 그 반대 역할을 한다.

손목 부위는 8개의 짧은 뼈인 손목뼈로 구성되어 손목의 움직임을 돕는다.

손허리뼈 5개가 손 윗부분을 형성하며 그 끝에 손가락뼈가 있다. 손가락뼈는 손바닥 쪽에서 첫마디뼈(기절골, proximal phalanx), 중간마디뼈(중절골, middle phalanx), 끝마디뼈(말절골, distal phalanx)로 되어 있다. 그런데 엄지손가락에만 중간마디뼈가 없으므로 모두 14개의 뼈 집합이 된다.

이들 팔 부위의 다양한 뼈와 관절이 일상생활에 꼭 필요한 섬세하고 자유로운 동작을 가능하게 해 준다.

팔의 뼈대근

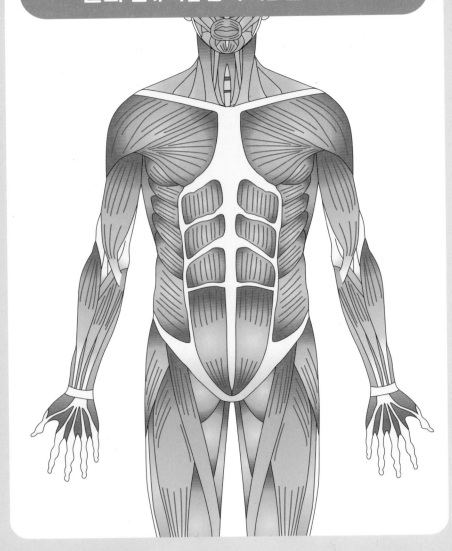

68

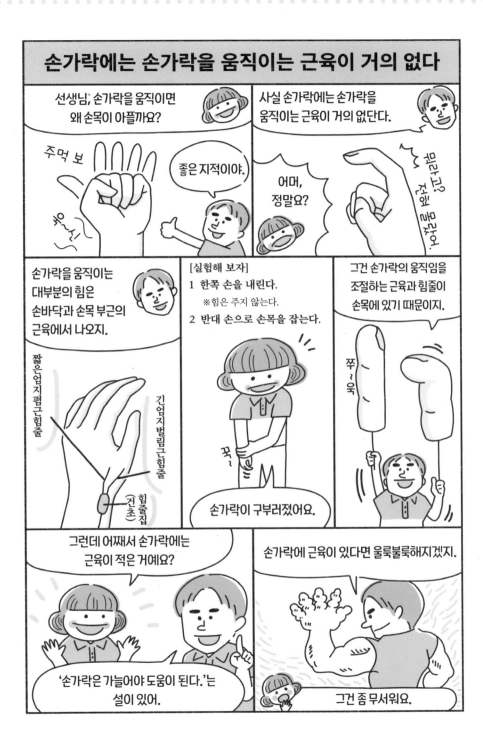

손가락에는 손가락을 움직이는 근육이 거의 없다

선생님, 손가락을 움직이면 왜 손목이 아플까요?

사실 손가락에는 손가락을 움직이는 근육이 거의 없단다.

주먹 보

좋은 지적이야.

어머, 정말요?

뭐라고?? 전원 물렀어.

손가락을 움직이는 대부분의 힘은 손바닥과 손목 부근의 근육에서 나오지.

짧은엄지폄근힘줄

긴엄지벌림근힘줄

힘줄집 (건초)

[실험해 보자]
1 한쪽 손을 내린다.
※힘은 주지 않는다.
2 반대 손으로 손목을 잡는다.

꾹~

손가락이 구부러졌어요.

그건 손가락의 움직임을 조절하는 근육과 힘줄이 손목에 있기 때문이지.

쭈~욱

그런데 어째서 손가락에는 근육이 적은 거예요?

'손가락은 가늘어야 도움이 된다.'는 설이 있어.

손가락에 근육이 있다면 울룩불룩해지겠지.

그건 좀 무서워요.

오른쪽 아래팔펴근 그룹(손등 쪽)

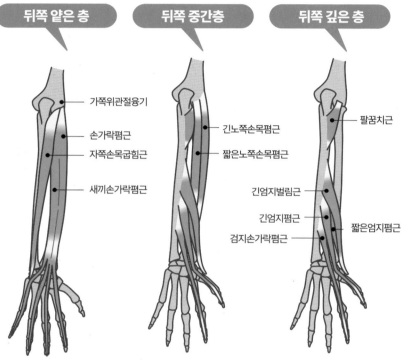

뒤쪽 얕은 층

뒤쪽 중간층

뒤쪽 깊은 층

가쪽위관절융기

손가락펴근

자쪽손목굽힘근

새끼손가락펴근

긴노쪽손목펴근

짧은노쪽손목펴근

팔꿈치근

긴엄지벌림근

긴엄지펴근

검지손가락펴근

짧은엄지펴근

분류	주요 근육	이는 곳	주요 작용
아래팔펴근 그룹 (손등 쪽 11개)	얕은 층 : 위팔뼈 가쪽위관절융기 (상완골외측상과)에서 일어나는 6개 근육 ①위팔노근(완요골근) ②긴노쪽손목펴근(장요측수근신근) ③짧은노쪽손목펴근(단요측수근신근) ④손가락펴근(총지신근) ⑤새끼손가락펴근(소지신근) ⑥자쪽손목굽힘근(척측수근신근) 깊은 층 : 5개 근육 ⑦손뒤침근(회외근) ⑧긴엄지벌림근(장모지외전근) ⑨짧은엄지펴근(단모지신근) ⑩긴엄지펴근(장모지신근) ⑪검지손가락펴근(시지신근)	위팔뼈 가쪽위관절융기 또는 아래팔	손가락 펴, 손목 펴

펴

0°

굽힘

오른쪽 아래팔굽힘근 그룹(손바닥 쪽)

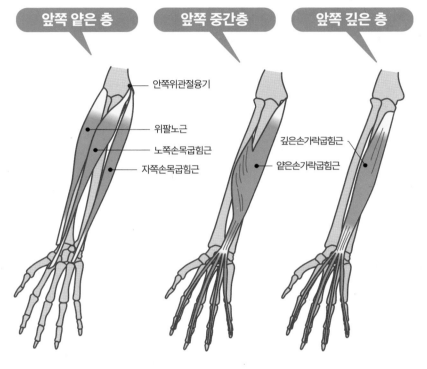

앞쪽 얕은 층

- 안쪽위관절융기
- 위팔노근
- 노쪽손목굽힘근
- 자쪽손목굽힘근

앞쪽 중간층

앞쪽 깊은 층

- 깊은손가락굽힘근
- 얕은손가락굽힘근

분류	주요 근육	이는 곳	주요 작용
아래팔굽힘근 그룹 (손바닥 쪽 8개)	얕은 층 : 위팔뼈 안쪽위관절융기에서 일어나는 5개 근육 ①먼엎침근(원회내근, pronator teres) ②노쪽손목굽힘근(요측수근굴신근, flexor carpi radialis) ③긴손바닥근(장장근, palmaris longus) ④얕은손가락굽힘근(flexor digitorum superficialis) ⑤자쪽손목굽힘근(flexor carpi ulnaris) 깊은 층 : 아래팔에서 일어나는 3개 근육 ⑥깊은손가락굽힘근(flexor digitorum profundus) ⑦긴엄지굽힘근(flexor hallucis longus) ⑧네모엎침근(방형회내근, pronator quadratus)	위팔뼈 안쪽위관절융기 또는 아래팔	손가락을 구부림, 손목 굽힘

Deltoid muscle

어깨세모근
(삼각근)

팔에서 부피가 가장 큰 근육입니다. 이름처럼 세모 모양을 하고 있어요. 빗장뼈(앞쪽), 어깨뼈봉우리(견봉, acromion)(가운데), 어깨뼈가시(견갑극, spine of scapula)(뒤쪽)로 나뉘며, 어깨 관절의 거의 모든 기능에 관여해요!

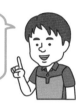

팔의 뼈대근

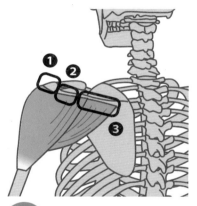

지배신경

겨드랑신경(액와신경, axillary nerve)(C5~C6)

작용

전체: 어깨관절 벌림
빗장뼈: 어깨관절 굽힘, 안쪽 돌림, 벌림, 수평 굽힘
어깨뼈봉우리(견봉): 어깨관절 벌림
어깨뼈가시: 어깨관절 폄, 가쪽 돌림, 벌림, 수평 폄

이는 곳

빗장뼈: ① 빗장뼈의 바깥쪽 1/3의 앞 모서리
어깨뼈봉우리: ② 어깨뼈의 어깨뼈봉우리
바깥쪽 모서리와 위쪽 면
어깨뼈가시: ③ 어깨뼈의 어깨가시 아래 모서리

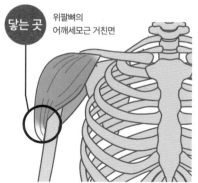

닿는 곳
위팔뼈의
어깨세모근 거친면

Coracobrachialis muscle

부리위팔근
(오훼완근)

어깨뼈의 **부리돌기(오훼돌기, coracoid process)**에서 시작하는 작은 근육입니다. 위팔두갈래근(상완이두근)의 짧은 갈래와 일어나는 지점이 같고 지배신경도 같아요. 주로 <u>팔을 앞쪽으로 들어 올리는</u> 기능을 하지만 큰 역할을 하지는 않아요!

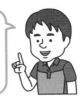

지배신경

근육피부신경
(musculocutaneous nerve)(C5~C7)

작용

어깨관절의 굽힘을 보조하고 수평 모음. 모은 팔을 앞으로 흔드는 큰가슴근의 기능과 어깨세모근의 기능을 보조.

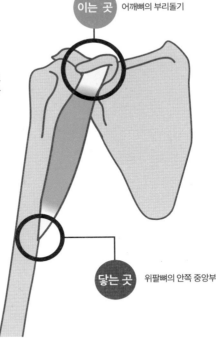

이는 곳 — 어깨뼈의 부리돌기

닿는 곳 — 위팔뼈의 안쪽 중앙부

Teres major muscle

큰원근
(대원근)

작은원근과 위치나 이름이 비슷하지만 기능과 지배신경은 모두 다르므로 주의해야 합니다. 넓은등근의 보조근이기도 해요!

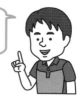

지배신경

어깨밑신경(subscapular nerve)(C5~C6)

작용

어깨관절의 안쪽돌림, 모음, 폄.

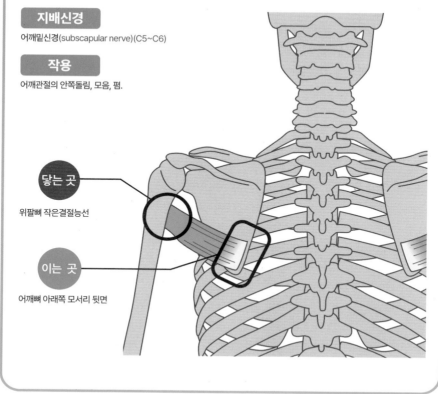

닿는 곳

위팔뼈 작은결절능선

이는 곳

어깨뼈 아래쪽 모서리 뒷면

작은원근
(소원근)

큰원근 위, 가시밑근(극하근, Infraspinatus) 아래에 위치합니다. 어깨관절을 안정시키는 돌림근띠(회전근개, rotator cuff) 중 하나이기도 해요. 위팔을 바깥쪽으로 돌려 주는 어깨관절의 바깥돌림 기능이 있어요!

지배신경

겨드랑신경(C5~C6)

작용

어깨관절의 안정,
바깥돌림, 안쪽 모음

닿는 곳 위팔뼈(큰결절 아랫부분)

이는 곳

어깨뼈(바깥쪽 모서리)

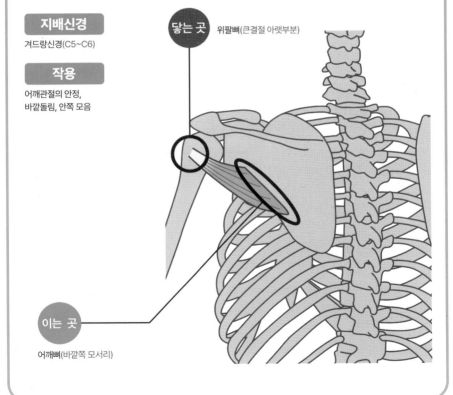

Subscapularis muscle

어깨밑근
(견갑하근)

이 근육도 돌림근띠(회전근개) 중 하나입니다. 근육 그룹 중에서 유일하게 어깨뼈의 앞쪽 면에서 일어나요. 주로 팔을 안쪽으로 비트는 역할을 하고, 위팔뼈를 끌어당겨 어깨관절을 안정시키는 역할을 해요!

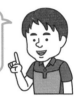

지배신경

어깨밑신경(C5~C6)

작용

어깨관절의 안쪽돌림, 안정, 수평 모음

닿는 곳 위팔뼈의 작은결절,
작은결절능선의 윗부분

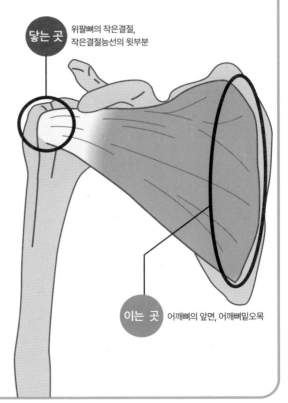

이는 곳 어깨뼈의 앞면, 어깨뼈밑오목

어깨뼈를 싸고
어깨관절을 지지하는 것이
돌림근띠예요!

Supraspinatus muscle

가시위근
(극상근)

돌림근띠 중 하나로 어깨뼈와 위팔뼈를 당겨 어깨관절을 안정시킵니다. 어깨세모근과 함께 어깨관절을 벌리는 역할을 해요!

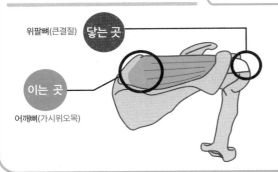

위팔뼈(큰결절)

닿는 곳

이는 곳

어깨뼈 (가시위오목)

지배신경
어깨위신경(C5~C6)

작용
어깨관절의 안정, 벌림.

Infraspinatus muscle

가시아래근
(극하근)

돌림근띠 중 유일하게 표층에 있습니다. 위팔을 바깥쪽으로 벌리는 어깨관절 가쪽돌림의 주력근이에요. 나이가 들고 이 근육이 약해지면 속칭 동결견의 원인이 되기도 해요!

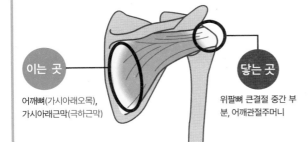

이는 곳

어깨뼈(가시아래오목),
가시아래근막(극하근막)

닿는 곳

위팔뼈 큰결절 중간 부분, 어깨관절주머니

지배신경
어깨위신경(C5~C6)

작용
어깨관절의 가쪽돌림, 수평 폄.

제 3 장 팔의 뼈대와 근육

Biceps brachii muscle

위팔두갈래근
(상완이두근)

이른바 '알통'을 만드는 근육으로, 근육의 상징적 존재가 이 위팔두갈래근
입니다. 이는 곳이 2개인 두갈래근이면서 어깨와 팔꿈치에 작용하는 이관절근
(two joint muscle)이기도 해요!

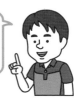

지배신경

근육피부신경
(근피신경, musculocutaneous nerve)
(C5~C6)

작용

팔꿈치관절 굽힘, 아래팔 돌림, 어깨관절 굽힘.

짧은갈래
긴갈래

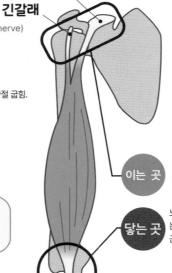

이는 곳
긴갈래 : 어깨뼈의 관절위결절
짧은갈래 : 부리돌기 끝

닿는 곳
노뼈 거친면 뒷부분. 힘줄의 일부
는 위팔두갈래근막이 되어 아래팔
근막으로 옮겨 자뼈에 닿음

팔꿈치를 구부리기 위해
위팔두갈래근, 위팔근육,
위팔노근이 작용합니다!

Triceps brachii muscle

위팔세갈래근
(상완삼두근)

팔에서 가장 부피가 큰 근육으로, 팔꿈치 관절을 펴는 주력근이기도 합니다. 세 갈래 중 긴갈래만이 어깨뼈에서 일어나기 때문에 팔꿈치 관절과 어깨관절에 걸친 이관절근이에요!

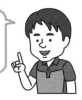

지배신경

노뼈신경(C6~C8)

작용

팔꿈치 관절의 폄, 긴갈래는 어깨관절의 폄과 안쪽 모음.

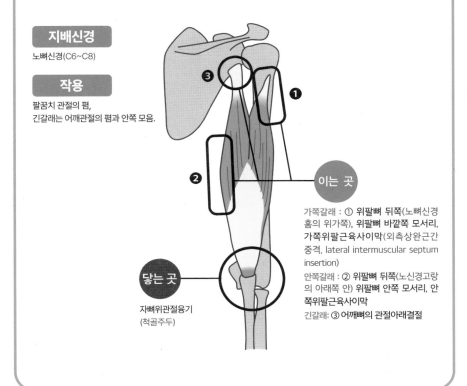

이는 곳

가쪽갈래 : ① 위팔뼈 뒤쪽(노뼈신경 홈의 위가쪽), 위팔뼈 바깥쪽 모서리, 가쪽위팔근육사이막(외측상완근간 중격, lateral intermuscular septum insertion)

안쪽갈래 : ② 위팔뼈 뒤쪽(노신경고랑의 아래쪽 안) 위팔뼈 안쪽 모서리, 안쪽위팔근육사이막

긴갈래: ③ 어깨뼈의 관절아래결절

닿는 곳

자뼈위관절융기 (척골주두)

제 3 장 팔의 뼈대와 근육

Brachialis muscle

위팔근
(상완근)

위팔근은 위팔두갈래근의 깊은 층에 있는 납작한 근육으로 자뼈에 닿습니다. 위팔뼈를 덮듯이 부착되어 있고 <u>팔꿈치를 구부리는 기능(팔꿈치 관절 굽힘)</u>에만 작용해요!

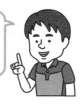

지배신경

근육피부신경(C5~C6)
노뼈신경(C7)

작용

팔꿈치 관절 굽힘.

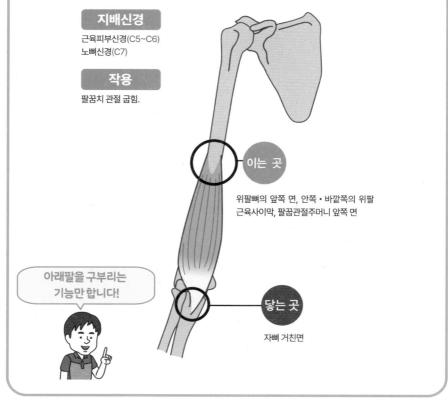

이는 곳

위팔뼈의 앞쪽 면, 안쪽 · 바깥쪽의 위팔 근육사이막, 팔꿈관절주머니 앞쪽 면

아래팔을 구부리는 기능만 합니다!

닿는 곳

자뼈 거친면

위팔노근
(완요골근)

아래팔 앞면의 바깥쪽(엄지손가락 쪽)에 위치하는 근육입니다. 노뼈신경에 지배되는 유일한 굽힘근으로, 팔꿉관절을 구부리는 역할을 해요. 단 손목의 움직임에는 관여하지 않아요!

지배신경

노뼈신경(C5~C6)

작용

팔꿉관절의 굽힘,
엎침 자세에서의 뒤침(회외,
supination), 뒤침 자세에서의
엎침(회내, pronation).

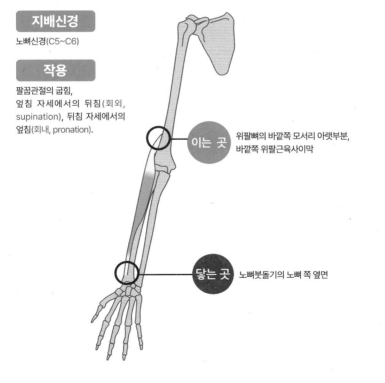

이는 곳 위팔뼈의 바깥쪽 모서리 아랫부분,
바깥쪽 위팔근육사이막

닿는 곳 노뼈붓돌기의 노뼈 쪽 옆면

제 3 장 팔의 뼈대와 근육

Pronator teres muscle

먼엎침근
(원회내근)

팔꿈치 안쪽에서 아래팔 바깥쪽에 걸쳐 비스듬히 뻗어 있는 근육입니다.
주로 아래팔의 엎침 기능을 담당하며 골프 엘보(golfer's elbow)가 쉽게 생기
므로 주의해야 해요!

지배신경

정중신경(median nerve)(C6~C7)

작용

아래팔 엎침, 팔꿈관절 굽힘.

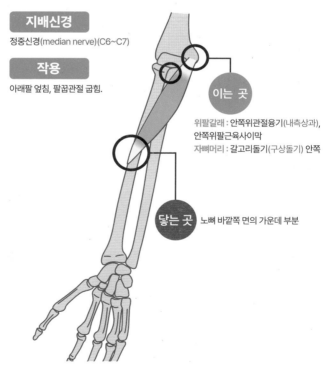

이는 곳

위팔갈래 : 안쪽위관절융기(내측상과),
안쪽위팔근육사이막
자뼈머리 : 갈고리돌기(구상돌기) 안쪽

닿는 곳 노뼈 바깥쪽 면의 가운데 부분

손뒤침근
(회외근)

아래팔 뒤쪽의 바깥쪽에 위치하는 근육입니다. 노뼈머리를 휘돌듯 덮고 있어요. 팔꿈치 끝을 바깥쪽으로 비트는 기능을 하고 아래팔의 뒤침 동작에 주력 근이 됩니다!

지배신경

노뼈신경(C5~C6)

작용

아래팔의 뒤침.

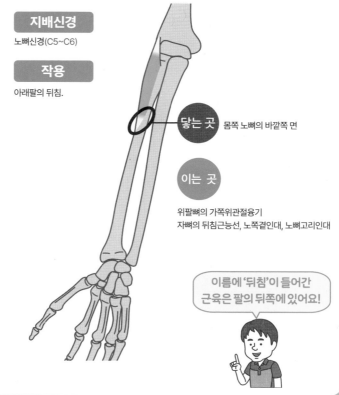

닿는 곳 몸쪽 노뼈의 바깥쪽 면

이는 곳

위팔뼈의 가쪽위관절융기
자뼈의 뒤침근능선, 노쪽곁인대, 노뼈고리인대

이름에 '뒤침'이 들어간
근육은 팔의 뒤쪽에 있어요!

Extensor digitorum muscle

손가락폄근
(지신근)

손가락의 폄근 중에서는 가장 세고 아래팔 뒤쪽의 거의 가운데를 지납니다. 얕은 층이므로 눈으로 쉽게 알아볼 수 있어요!

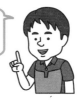

지배신경
노뼈신경 깊은가지(C6~C8)

작용
집게손가락부터 새끼손가락까지 폄.
손관절을 손등 쪽으로 굽힘.

이는 곳
위팔뼈 가쪽위관절융기,
근육사이막, 아래팔근막

집게손가락부터
새끼손가락까지
모든 근육을 펼 수 있어요.

닿는 곳
중앙삭 : 집게손가락부터 새끼손가락
까지의 중간마디뼈바닥(중절골저) 뒤
쪽 면
측삭 : 집게손가락부터 새끼손가락까
지의 끝마디뼈바닥(말절골저) 뒤쪽 면

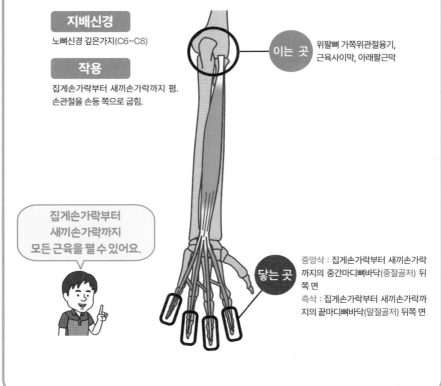

Flexor digitorum superficialis muscle

얕은손가락굽힘근
(천지굴근)

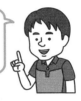

아래팔굽힘근 그룹 중 가장 큰 근육입니다. 자쪽손목굽힘근(척측수근굴근, ulnar flexor of wrist)과 긴손바닥근(장장근, palmaris longus) 사이에 위치해요. 손목을 구부리는 기능도 갖추고 있어요!

지배신경
정중신경(median nerve)(C7~T1)

작용
집게손가락부터 새끼손가락의 PIP (몸쪽손가락뼈사이, 근위지절간) 관절을 굽힘. MP(손허리손가락, 중수지절간) 관절의 굽힘. 손관절의 손바닥 굽힘(장굴).

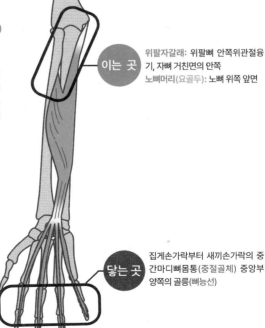

이는 곳
위팔자갈래: 위팔뼈 안쪽위관절융기, 자뼈 거친면의 안쪽
노뼈머리(요골두): 노뼈 위쪽 앞면

닿는 곳
집게손가락부터 새끼손가락의 중간마디뼈몸통(중절골체) 중앙부 양쪽의 골릉(뼈능선)

제 3 장 팔의 뼈대와 근육

자쪽손목굽힘근
(척측수근굴근)

아래팔 굽힘근 중에서 가장 안쪽(자뼈 쪽)에 있으며, 일어나는 부위가 위팔뼈 머리와 자뼈머리로 나뉩니다. 두갈래근이라는 사실을 잊지 말아요!

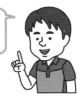

팔의 뼈대근

지배신경

자뼈신경(C7~T1)

작용

손관절의 손바닥굽힘, 새끼손가락 쪽 굽힘, 팔꿉관절 굽힘.

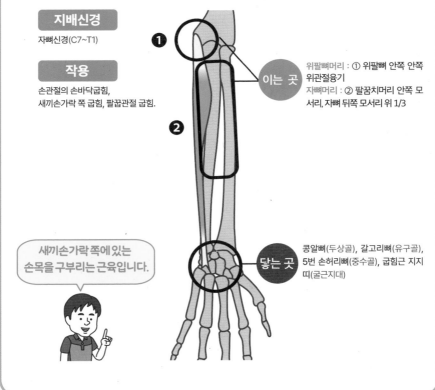

이는 곳

위팔뼈머리 : ① 위팔뼈 안쪽 안쪽 위관절융기
자뼈머리 : ② 팔꿈치머리 안쪽 모서리, 자뼈 뒤쪽 모서리 위 1/3

새끼손가락 쪽에 있는 손목을 구부리는 근육입니다.

닿는 곳

콩알뼈(두상골), 갈고리뼈(유구골), 5번 손허리뼈(중수골), 굽힘근 지지띠(굴근지대)

Extensor carpi radialis longus muscle

긴노쪽손목폄근
(장요측수근신근)

아래팔 뒤쪽의 가장 바깥쪽(노뼈 쪽)에 위치하는 근육으로, 힘줄은 집게손가락에 닿아요. 특히 아래팔의 엎침 자세에서 강하게 작용해요!

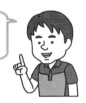

지배신경

노뼈신경(C6~C7)

작용

손관절 뒤로 젖힘, 노쪽 굽힘, 팔꿈치관절 굽힘.

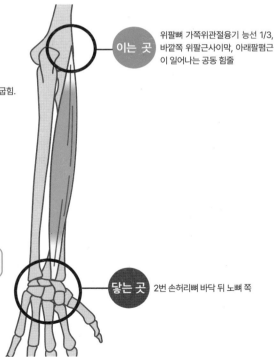

이는 곳 위팔뼈 가쪽위관절융기 능선 1/3, 바깥쪽 위팔근사이막, 아래팔폄근이 일어나는 공동 힘줄

닿는 곳 2번 손허리뼈 바닥 뒤 노뼈 쪽

노뼈 쪽에 있는
긴 폄근입니다.

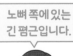

제 3 장 팔의 뼈대와 근육

Pronator quadratus muscle

네모엎침근
(방형회내근)

아래팔의 손목 쪽에 있는 평평한 근육입니다. 주로 팔꿈치 끝을 안쪽으로 비
트는 기능(아래팔의 엎침)을 하고 아래팔 엎침 동작의 주력근인 원엎침근과 함
께 기능해요!

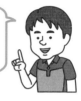

지배신경
정중신경(C8~T1)

작용
아래팔(노자관절의 엎침)

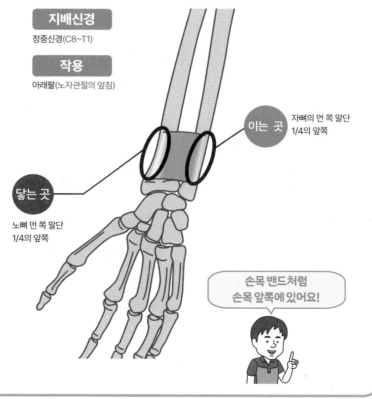

이는 곳
자뼈의 먼 쪽 말단
1/4의 앞쪽

닿는 곳
노뼈 먼 쪽 말단
1/4의 앞쪽

손목 밴드처럼
손목 앞쪽에 있어요!

팔의 뼈대근

팔 치료의 포인트

컴퓨터나 스마트폰 사용으로 엎침 상태가 된 근육을 풀어 준다

팔이 안으로 말려 있는지 알아보는 방법

팔이라 해도 그 범위가 넓으므로 자세를 보며 설명하겠다. 바르게 선 상태에서 자연스럽게 팔을 내렸을 때 손바닥이 허벅지의 어디쯤에 있는가? 사람에 따라서는 옆선의 가운데나 비스듬히 앞쪽으로 오는 등 차이가 있을 것이다. 그러면 이 손의 위치로 무엇을 알 수 있을까? 바로 팔이 안으로 말린 정도다. 손의 위치가 비스듬히 허벅지 앞쪽에 있을수록 팔이 안으로 말려 있는 안쪽돌림(내회전) 상태인 것이다.

그러면 이 상태가 몸에 미치는 영향은 무엇일까? 어깨의 안쪽돌림 나아가서는 어깨뼈의 벌림 → 등뼈 굽음(새우등) → 골반 뒤로 기움(후경)…… 이런 식으로 몸 전체에 영향을 미친다. 이로 인해 발생할 수 있는 증상은 건막염(tenosynovitis), 테니스 엘보, 동결견, 어깨 결림, 턱관절 장애, 새우등, 변형성 무릎관절증(슬관절증) 등 매우 다양하다.

안으로 말렸어도 사람에 따라 다르다

그러나 안으로 말린 상태라 해도 실제로는 개인마다 차이가 있다. 그리고 위팔이 안쪽으로 돌아간 사람, 아래팔이 엎침 상태에 있는 사람, 간혹 두 증상을 모두 가진 사람도 있다. 촉진 실력이 있

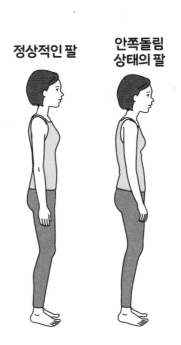

정상적인 팔 　　안쪽돌림 상태의 팔

으면 큰 어려움 없이 구별할 수 있지만, 나의 경험으로 보면 대부분 아래팔이 원인일 때가 많다. 그리고 이 역시 점점 더 늘고 있는 컴퓨터 작업이나 스마트폰 사용 때문일 수 있다. 두 가지 모두 손바닥을 아래로 향한 이른바 아래팔의 엎침 상태에서 하는 작업이다.

엎침 동작을 하는 근육에 주목하자

그러면 엎침 동작을 하는 근육을 살펴보자.

- **원엎침근**
  (원회내근, pronation teres)
- **네모엎침근**
  (방형회내근, pronator quadratus)
- **노쪽손목굽힘근**
  (요측수근굴근, flexor carpi radialis muscle)

이 근육들을 관리하면 엎침 상태를 개선할 수 있는데, 그중에서도 원엎침근이 가장 중요하다. 이 근육은 엎침 동작을 할 때 힘을 가장 많이 내는 근육이다. 하지만 딱딱하게 굳으면 주변 정중신경을 압박하여 원엎침근 증후군을 유발하기도 한다. 그러니 치료할 때는 원엎침근에 주목하도록 하자.

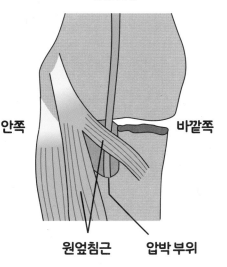

정중신경

안쪽

바깥쪽

원엎침근

압박 부위

가슴의
뼈대와 근육

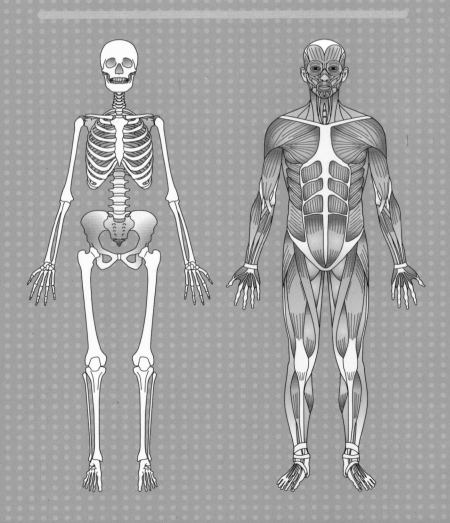

가슴의 뼈대

심장, 폐 등의 장기를 보호

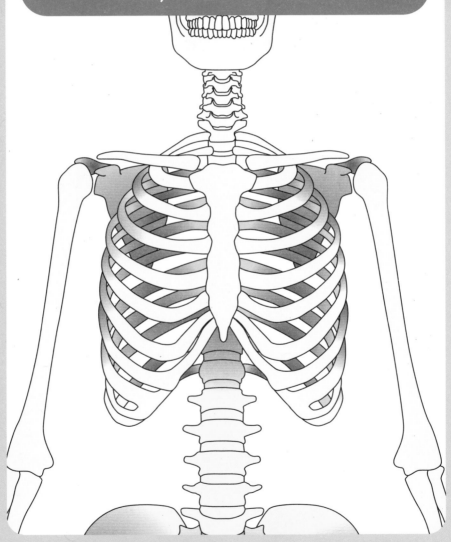

바구니처럼 생긴 가슴 부위 뼈대는 중요한 내장을 보호한다

가슴우리는 내장을 보호할 뿐 아니라 호흡도 보조한다

가슴 부위의 뼈대를 가슴우리라 하는데 모양이 마치 바구니처럼 생겼다. 안쪽 가슴안(흉강, thoracic cavity)에는 심장, 폐, 위 등 중요한 내장이 있으며 외부 충격으로부터 보호를 받는다.

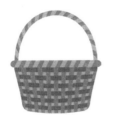

가슴우리는 12개의 등뼈(흉추), 좌우 12쌍의 갈비뼈, 1개의 복장뼈로 구성되어 있다. 각각의 등뼈와 갈비뼈는 '척추갈비관절(갈비척추관절, costovertebral articulation)'로 연결되며 갈비뼈와 복장뼈는 '복장갈비관절(흉늑관절, sternocostal joint)'로 연결되어 있다.

이 뼈들은 각 관절로 움직일 수 있게 연결되어 있기 때문에 가슴우리는 바깥갈비사이근(외륵간근, external intercostal muscle)이나 속갈비사이근(내륵간근, internal intercostal muscles) 등의 호흡근을 사용해 확장함으로써 폐에 공기를 보내는

기능도 담당한다.

앞에서 볼 때 가슴 부위 가운데에 있는 넥타이 같은 납작뼈(편평골, flat bone)가 복장뼈다. 복장뼈는 위쪽에 폭이 넓은 복장뼈자루(흉골병, manubrium), 가운데에 긴 복장뼈몸통(흉골체, body of sternum), 아래쪽에 돌출된 칼돌기(검상돌기, xiphoid process)의 3개 뼈로 이루어져 있다. 전체적으로 조금 앞으로 완만하게 굽어 있다. 복장뼈는 두껍지 않은 납작뼈이므로 충격을 받으면 쉽게 골절되는 특징이 있다.

척추갈비관절이 함께 움직이면 갈비뼈는 크게 움직일 수 있다

갈비뼈는 막대 모양이 아니며 모두 완만하게 굽은 납작뼈로, 좌우 12쌍의 24개가 있다. 가장 긴 것은 좌우의 7번 갈비뼈이고, 1번 갈비뼈와 12번 갈비뼈가 가장 짧다.

갈비뼈의 길이에는 개인차가 있는데, 길면 가슴우리가 커지고 앞가슴(흉판)이 두꺼운 체형이 된다. 또한 갈비뼈가 굽은 정도도 사람마다 다르다.

가슴우리는 12쌍의 척추갈비관절(늑추관절)이 함께 움직이는 구조인데 각 관절에 따라 움직일 수 있는 범위가 크게 달라진다.

가슴의 뼈대근

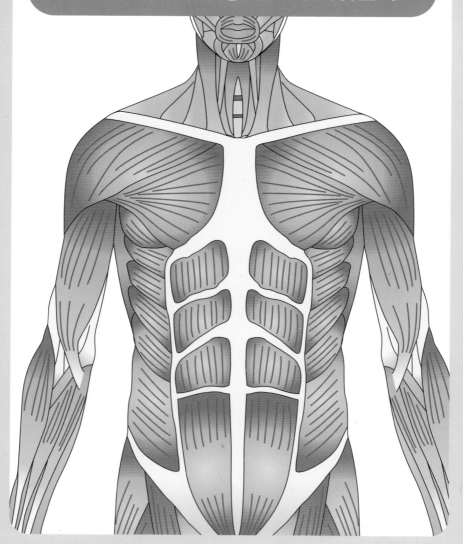

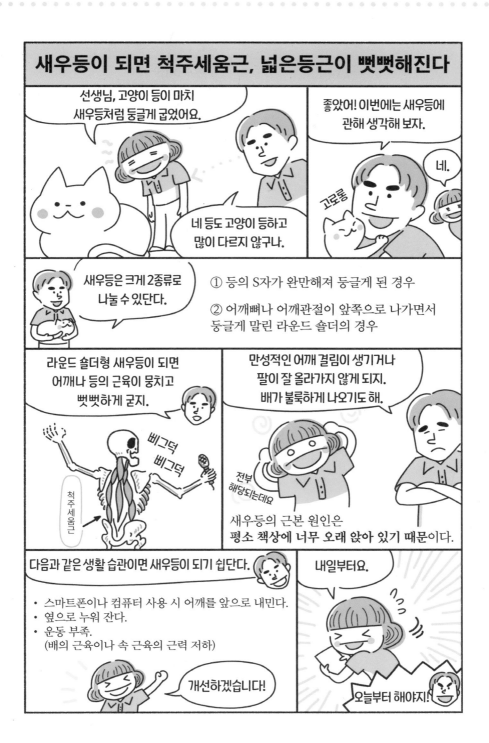

Pectoralis major muscle

큰가슴근
(대흉근)

가슴 부위 표층의 힘센 근육으로, 팔을 옆에서 앞으로 흔드는 어깨관절 수평 모음 동작의 주력근입니다. 이 근막 위에 유방이 있기 때문에 여성은 이 근육을 단련해 가슴을 키우고, 남성은 탄탄한 앞가슴을 만들 수 있어요!

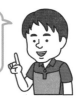

위팔뼈 큰결절능선(대결절릉)   **닿는 곳**

지배신경

안쪽과 가쪽가슴근신경(외측흉근신경, lateral pectoral nerve)(C5~C8, T1)

작용

어깨관절 모음, 안쪽돌림.
강제호흡(exsufflation)을 할 때 갈비뼈를 들어 올려 가슴 부위 확대, 위쪽 섬유는 어깨관절 굽힘, 수평 모음.

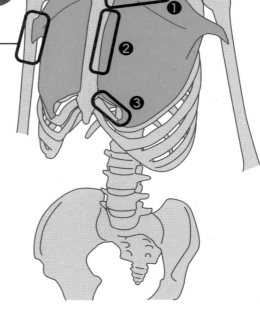

이는 곳

빗장뼈부 : ❶ 빗장뼈 안쪽 1/2 앞쪽
복장갈비부 : ❷ 복장뼈 앞쪽 같은 쪽 1/2, 2~7번 갈비연골
복부 : ❸ 배곧은근집(복직근초) 가장 위쪽의 전엽

Pectoralis minor muscle

작은가슴근
(소흉근)

큰가슴근 뒤쪽에 있는 작은 세모 모양의 근육으로, 겨드랑이의 앞쪽 벽을 구성합니다. 큰가슴근과 기능이 다르고 심호흡할 때 앞톱니근과 함께 일하는 근육이에요!

지배신경

안쪽 및 바깥쪽 가슴근신경(C7~T1)

작용

어깨뼈를 앞으로 기울이고 아래쪽으로 돌림. 강제호흡을 할 때 갈비뼈를 들어 올려 가슴우리를 넓힌다.

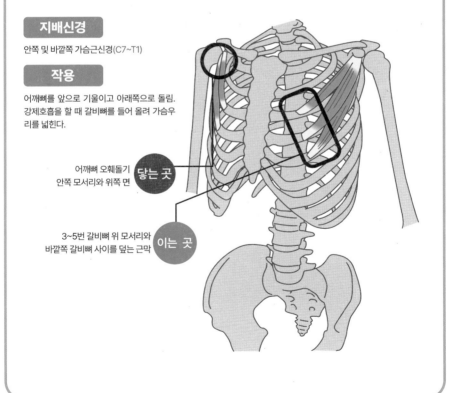

어깨뼈 오훼돌기 안쪽 모서리와 위쪽 면 — **닿는 곳**

3~5번 갈비뼈 위 모서리와 바깥쪽 갈비뼈 사이를 덮는 근막 — **이는 곳**

제 4 장 가슴의 뼈대와 근육

빗장밑근
(쇄골하근)

빗장뼈와 1번 갈비뼈 사이에 있는 작은 근육으로, 큰가슴근에 덮여 있습니다. 복장빗장관절(흉쇄관절, sternoclavicular joint)이 벗어나지 않도록 하는 역할을 해요. 작지만 어깨의 움직임을 도와요!

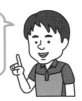

가슴의 뼈대근

지배신경

빗장뼈밑근신경(C5~C6)

작용

빗장뼈를 앞쪽 밑으로 당김.
빗장뼈가 바깥쪽으로 당겨지는 것을 막고 복장빗장관절을 안정시키고 보호함.

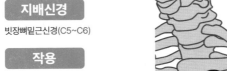

닿는 곳 — 빗장뼈 아랫면의 바깥쪽

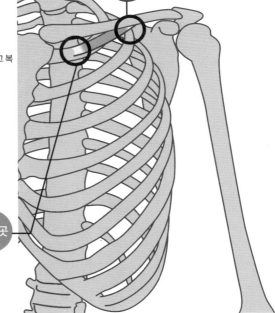

1번 갈비뼈와 갈비연골이 연결되는 부근의 앞쪽 윗면 — 이는 곳

앞톱니근
(전거근)

갈비뼈에서 어깨뼈에 걸쳐 있는 톱니 모양의 근육입니다. 기능에 따라 큰마름근과 작은마름근과 대립하는 상부와 하부로 나뉘어요. 주로 어깨뼈를 앞으로 밀어내는 기능을 해요!

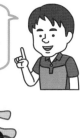

지배신경

긴가슴신경
(장흉신경, long thoracic nerve)(C5~C7)

작용

어깨뼈의 벌림, 위쪽돌림(상방회전).
어깨뼈의 아래쪽돌림(하방회전).
어깨뼈를 고정하면 복장뼈를 바깥쪽 위로 당김.

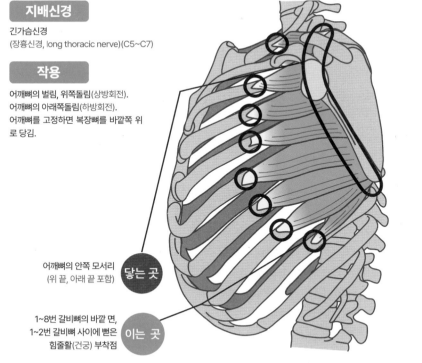

어깨뼈의 안쪽 모서리
(위 끝, 아래 끝 포함) **닿는 곳**

1~8번 갈비뼈의 바깥 면,
1~2번 갈비뼈 사이에 뻗은
힘줄활(건궁) 부착점 **이는 곳**

External intercostal muscle

바깥갈비뼈사이근
(외늑간근)

갈비뼈 사이에 위치하는 호흡근입니다. 각 갈비뼈 아래쪽에서 일어나 하나 밑에 있는 갈비뼈에 닿아요. 갈비뼈를 끌어 올려 가슴우리를 넓히고 폐로 숨을 들이쉬는 기능을 해요.

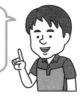

지배신경
갈비사이신경
(늑간신경, intercostal nerve)
(T1~T11)

작용
갈비뼈를 당겨 올려
가슴우리를 넓힌다
(들숨).

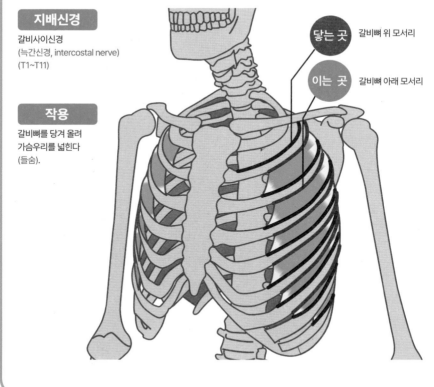

닿는 곳 　갈비뼈 위 모서리

이는 곳 　갈비뼈 아래 모서리

속갈비사이근
(내늑간근)

바깥갈비사이근 뒤쪽에 있는 호흡근입니다. 근섬유가 바깥갈비사이근과 반대로 분포해요. 갈비뼈를 아래로 당기고 가슴우리를 좁혀 숨을 내뱉는 기능을 보조해요. 숨이 찬 상태의 호흡에 사용해요!

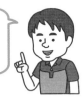

지배신경

갈비사이신경
(늑간신경, intercostal nerve)(T1~T11)

작용

갈비뼈를 아래로 당겨
가슴우리를 좁힌다(날숨).

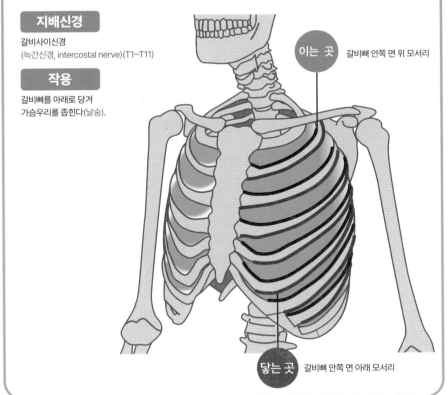

이는 곳 │ 갈비뼈 안쪽 면 위 모서리

닿는 곳 │ 갈비뼈 안쪽 면 아래 모서리

Diaphragm

가로막
(횡격막)

막이라고 하지만 사실 뼈대근 중 하나입니다. 가슴안(흉강)과 배안(복강, abdominal cavity)을 나누고 **가슴우리의 아래쪽을 막듯이 위치해요**. 볼록한 돔 형태의 격벽을 만들어요. **복식호흡의 주력근**으로 배가로근과 길항적으로 기능해요.

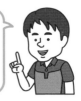

지배신경

가로막신경과 덧가로막신경
(C3~C5 또는 C6)

작용

근섬유가 수축하여 가로막이 아래로 내려가면 가슴안이 확대되어 공기가 들어가고 숨을 들이쉬게 된다.

닿는 곳 힘줄 중심 부분

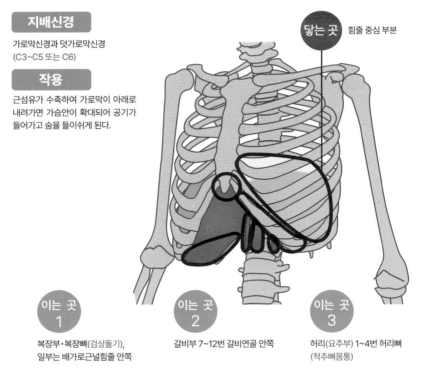

이는 곳 1
복장부·복장뼈(검상돌기), 일부는 배가로근널힘줄 안쪽

이는 곳 2
갈비부 7~12번 갈비연골 안쪽

이는 곳 3
허리(요추부) 1~4번 허리뼈 (척추뼈몸통)

가슴의 뼈대근

가슴 치료의 포인트

자세에 영향을 주는
등뼈의 움직임을 의식하자

가슴 부위라고 하면 앞쪽 갈비뼈 부근을 생각할 수 있겠지만, 새우등과 같은 자세와 관련된 부위는 갈비뼈를 지탱하는 등의 '등뼈(흉추)'다. 이 등뼈가 앞에서 말한 대로 갈비뼈를 지탱하고 있고, 앞쪽 복장뼈를 지나 가슴우리를 형성하므로 그다지 움직임이 없을 것이라 생각할 수 있는 척추뼈다. 확실히 목뼈나 허리뼈와 같이 다른 뼈와 관절로 연결되지 않은 척추뼈와 비교하면 움직임이 적은 것은 틀림없다. 하지만 사실 이 등뼈는 나름의 역할을 하고 있다.

그렇다면 등뼈(흉추)는 어떤 기능을 지니고 있을까? 다른 척추뼈와 비교하며 살펴보자.

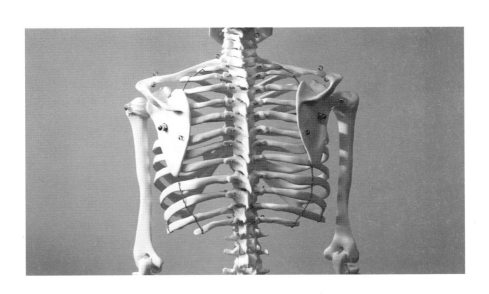

다음 그림은 대략적인 설명이다. 실제로는 더 미세한 측정 데이터가 있지만 이해를 돕기 위한 것으로는 충분하다고 본다. 여기서 주목할 점은 '돌림(회전)'이다. 몸을 옆으로 비트는 동작을 할 때, 감각적으로는 '허리'로 한다고 느끼는 사람이 많다. 하지만 실제로는 등뼈도 상당한 작용을 하고 있다. 또한 뒤로 젖히는 '폄(신전)' 동작도 흔히 허리 통증의 평가에 사용되는데, 여기에도 허리뼈와 비슷한 정도로 작용한다.

등뼈의 동작이 나쁘면 목과 허리의 움직임에도 영향을 준다

이렇게 등뼈는 목뼈와 허리뼈 사이에 위치하여 각각의 움직임에 관여하고 보조하는 역할도 한다. 따라서 등뼈가 바르게 움직이지 못하면 가슴 부위의 움직임 자체는 물론 목과 허리의 움직임에도 나쁜 영향을 미치게 된다. 반대로 등뼈의 움직임을 회복시키면 척주 전체의 움직임을 개선할 수 있다. 여기서 말하는 움직임은 굽힘과 폄

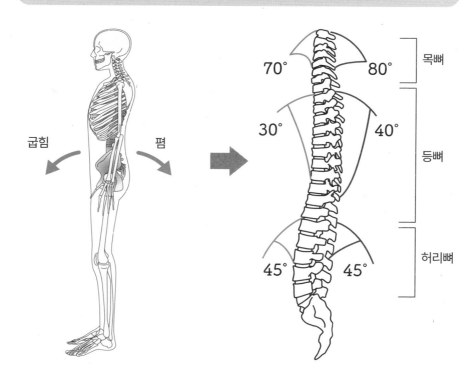

굽힘과 폄 운동에서 척추뼈가 움직일 수 있는 범위

굽힘
폄

70°　80°　목뼈
30°　40°　등뼈
45°　45°　허리뼈

등 척주 자체의 움직임만이 아니다. 갈비뼈가 움직이는 호흡운동 그리고 빗장뼈를 통해 복장뼈와 연동하는 어깨뼈를 포함한 위팔의 움직임도 해당한다. 어떠한가? 등뼈가 우리 몸에서 얼마나 중요한 부위인지 충분히 이해했을 것이다.

또한 가슴 부위는 한 사람의 인생에서도 아주 중요한 부위다. 한 조사에서 '새우등인 여성은 실제 나이보다 늙어 보인다.'라는 항목에 91%의 여성이 그렇다고 답했다. 인생을 사는 데 중요한 부위라고 말한 이유가 여기에 있다. 만일 이 세상에

'행운을 부르는 법칙'이 존재한다면 거기에는 '나쁜 자세를 유지해 실제 나이보다 늙어 보이게 한다.'라는 항목은 결코 들어가지 않을 것이다. 치료사로서 고객의 자세가 좋아지도록 도와야 한다는 점을 마음에 새기자.

부위별로 돌릴 수 있는 범위

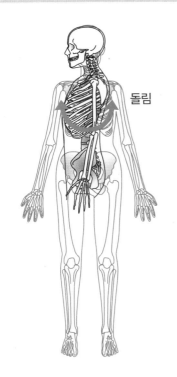

돌림

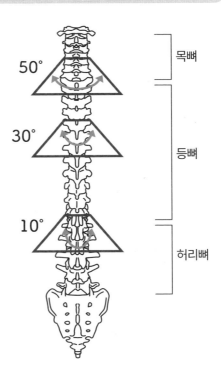

50° 목뼈

30° 등뼈

10° 허리뼈

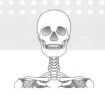

부위별로 옆굽힘할 수 있는 범위

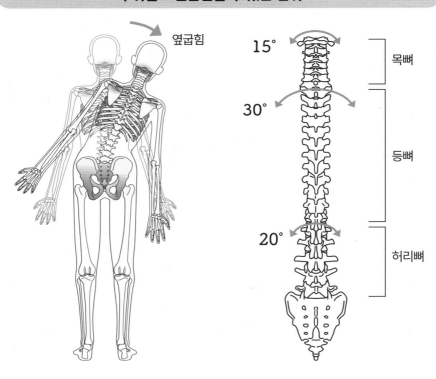

옆굽힘

15° 목뼈

30° 등뼈

20° 허리뼈

배·골반의

뼈대와 근육

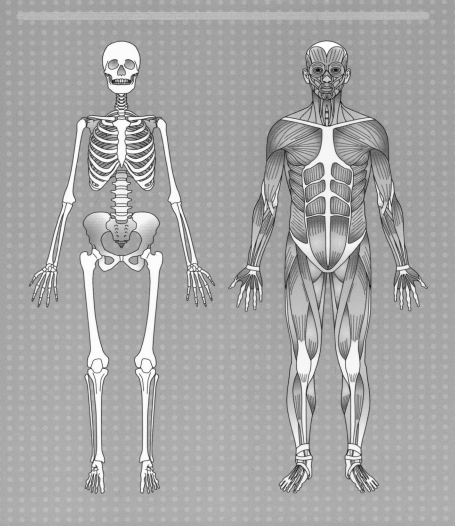

배·골반의 뼈대

건강한 몸을 지탱하는 골반

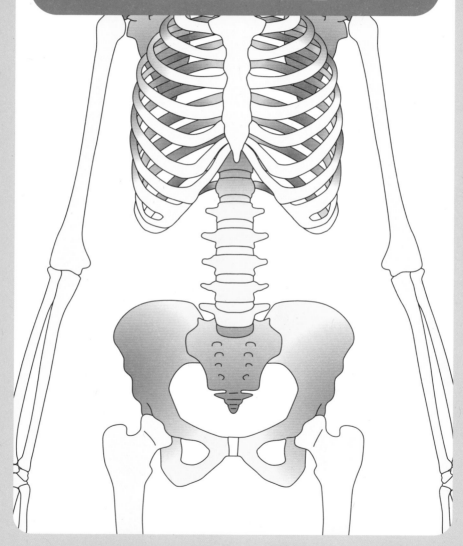

몸통과 다리를 이어 주는 골반은 볼기뼈, 엉치뼈, 꼬리뼈로 연결된다

인체의 기둥인 척주를 엉치뼈가 토대가 되어 지지한다

몸통과 다리를 연결하는 조직이 골반이다. 앞에서 보면 골반의 가운데 뒤쪽(후면)에 있는 것이 척주의 뿌리에 해당하는 엉치뼈(천골, sacrum)다. 그 밑으로 척주의 가장 아래쪽에서 엉치뼈와 결합된 것이 꼬리뼈(미골, coccyx)다. 그 양쪽에는 엉덩이 부분에 해당하는 볼기뼈(관골, hip bone)가 있고 이들이 연결되어 골반을 형성한다.

엉치뼈는 5개의 엉치등뼈(천추, sacral vertebra)가 유합한 것으로 큰 삼각형 모양을 하고 있다. 인체의 뼈대인 척주를 지탱하는 토대가 되는 역할을 한다.

엉치뼈는 5번 허리뼈와 허리엉치관절(요천관절, lumbosacral joint)을 구성하며 볼기뼈와는 엉치엉덩관절(천장관절, sacroiliac joint)을 이룬다. 엉치엉덩관절에는 많은 인대가 견고하게 서로 연결되어 있기 때문에 가동성이 거의 없다.

한편 엉치뼈의 형태는 남자와 여자가 서로 다르다. 일반적으로 여성의 엉치뼈는 가로 너비가 넓고, 뒤쪽으로 굽은 정도는 남성이 다소 크다.

볼기뼈(엉덩뼈, 두덩뼈, 궁둥뼈)는 대장 등의 장기를 보호하는 역할도 한다

볼기뼈는 엉치뼈 좌우에 붙어 있는 부채꼴 모양의 뼈로 위는 엉덩뼈(장골, ilium), 아래 부분의 앞쪽은 궁둥뼈(좌골, ischium), 뒤쪽은 두덩뼈(치골, pubis)로 구성되어 있다.

엉덩뼈(장골)는 골반 중 가장 큰 뼈다. 골반 안에 들어 있는 대장, 방광, 자궁 등의 장기를 보호한다. 많은 양의 골수를 지니고 있어서 골수 이식을 할 때 보통 엉덩뼈에서 골수액을 채취한다.

두덩뼈(치골)는 모음근 그룹, 골반바닥근(골반기저근, pelvic floor muscles) 그룹이 이는 곳이고, 궁둥뼈는 넙다리뒤근육(hamstring)이 이는 곳이다. 궁둥뼈 가까이 지나는 궁둥뼈신경(좌골신경)이 자극을 받으면 볼기에서 넙다리 뒤쪽에 걸쳐 통증과 마비가 나타나기도 한다.

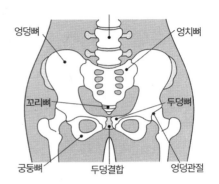

엉덩뼈　　엉치뼈
꼬리뼈　　두덩뼈
궁둥뼈　　두덩결합　　엉덩관절

배·골반의 뼈대근

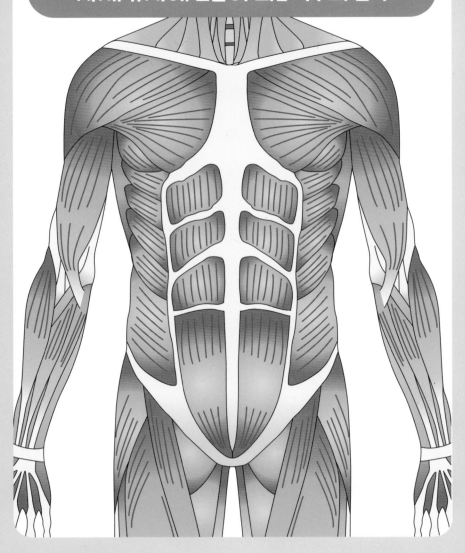

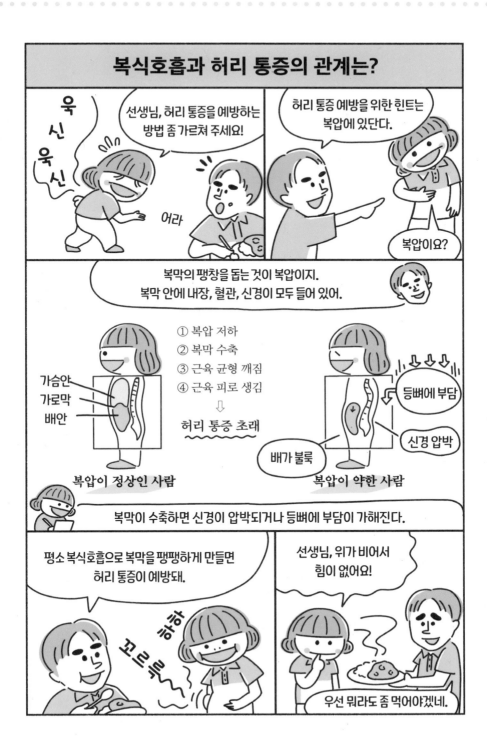

배곧은근
(복직근)

배 앞쪽 양쪽에 위치한 길고 큰 근육으로 이른바 복근입니다. 힘살(muscle belly)이 위아래 4~5단으로 나뉘어 있어요. 내장을 보호하는 역할도 하죠!

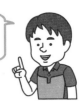

지배신경
갈비사이신경(늑간신경)(T5~T12)

작용
몸통 굽힘, 가슴우리의 앞 벽을 당겨 내린다. 가슴우리를 고정하면 골반의 앞부분을 끌어 내리고 동시에 척주를 앞으로 굽힌다.

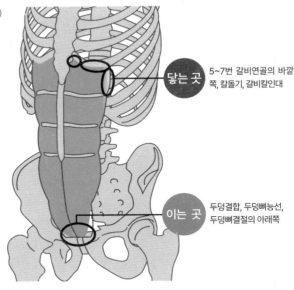

닿는 곳 — 5~7번 갈비연골의 바깥쪽, 칼돌기, 갈비칼인대

이는 곳 — 두덩결합, 두덩뼈능선, 두덩뼈결절의 아래쪽

배곧은근은 누운 상태에서 일어날 때 또는 가슴우리를 아래로 당겨 숨을 내쉴 때 호흡을 보조하는 기능을 한다. 바른 자세 유지에 없어서는 안 되며, 내장을 보호하는 역할도 한다.

배 · 골반의 뼈대근

Abdominal external oblique muscle

배바깥빗근
(외복사근)

> 옆구리에서 가장 표층에 있는 근육으로, 등쪽 뒷부분은 넓은등근으로 덮여
> 있습니다. 배속빗근(내복사근)에 비해 몸통 동작에서 많은 역할을 해요!

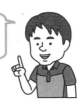

지배신경

갈비사이신경(늑간신경)(T5~12),
엉덩아랫배신경(장골하복신경, iliohyp~ogastric nerve)과
엉덩샅굴신경(장골사혜신경, ilioinguinal nerve)

작용

몸통 굽힘, 옆굽힘, 반대쪽 돌림, 골반 뒤로 기
울임, 옆으로 기울이기.

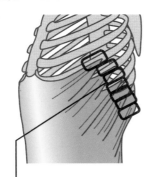

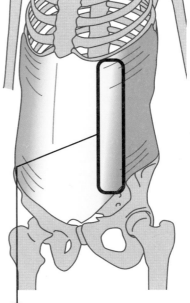

이는 곳 5~12번 갈비뼈 바깥쪽 모서리와 아
래 모서리

닿는 곳 엉덩뼈능선의 바깥능선 앞쪽 1/2, 샅고랑인대,
배곧은근집의 전엽

Abdominal internal oblique muscle

배속빗근
(내복사근)

배바깥빗근보다 깊고 배가로근(복횡근, transverse abdominis)보다는 얕은 곳에 있습니다. 배변, 기침이나 분만 등 복압이 올라가는 상황에서 기능해요!

지배신경

갈비사이신경(늑간신경)(T10~T12), 엉덩아랫배신경(장골하복신경)과 엉덩샅굴신경(장골사혜신경)의 가지

작용

몸통 굽힘, 옆굽힘, 같은 쪽으로 돌림, 골반을 옆으로 기울임.

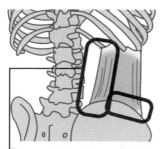

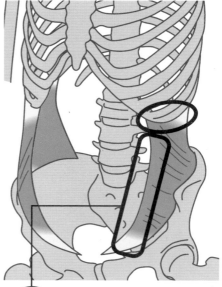

이는 곳 : 샅고랑인대 바깥쪽 1/2, 엉덩근막, 엉덩뼈능선 중간선 앞 2/3, 등허리근막 깊은 층

닿는 곳 : 위: 10~12번 갈비연골 아래 모서리
가운데: 배바깥빗근과 배가로근 널힘줄
아래: 배가로근과 함께 얇은널힘줄

배가로근
(복횡근)

복대처럼 복부를 감싸는 근육으로, 옆구리에서는 가장 깊은 곳에 있습니다. 배 안 내부에 압력을 주어 배를 들어가게 하는 역할을 해요. 숨을 쉴 때 작용하는 주력근이기도 해요!

지배신경

갈비사이신경(늑간신경)(T10~T12), 엉덩아랫배신경(장골하복신경)(L1), 엉덩샅고랑신경(장골서혜신경)(L1)

작용

아래쪽 갈비뼈를 밑으로 당겨 복압을 높이고 호흡을 보조.

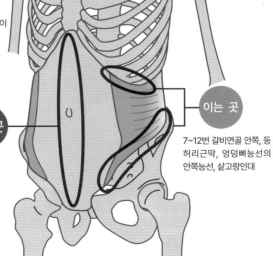

칼돌기, 백색선, 두덩뼈

닿는 곳

이는 곳

7~12번 갈비연골 안쪽, 등허리근막, 엉덩뼈능선의 안쪽능선, 샅고랑인대

제 5 장 배 · 골반의 뼈대와 근육

허리네모근
(요방형근)

깊은 곳에 있고 크기가 작지만, 골반뼈 위쪽에 붙어 엉덩관절을 올리거나 12번 갈비뼈를 내리는 등 그 기능이 뛰어나요!

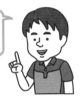

배 · 골반의 뼈대근

지배신경
허리신경얼기(lumbar plexus)(T12, L1~L3)

작용
한쪽 : 몸통을 같은 쪽으로 굽힘.
양쪽 : 배에 힘주기, 숨 내쉬기, 12번 갈비뼈 고정.

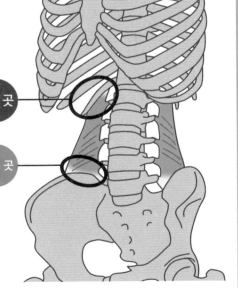

12번 갈비뼈
1~4번 허리뼈(가로돌기)
닿는 곳

엉덩뼈능선과 엉덩허리인대
※ 이는 곳과 닿는 곳이 모두 뒤쪽에 있다.
이는 곳

골반바닥근 그룹
(골반기저근 그룹)

골반 바닥에는 큰 구멍이 있습니다. 골반에 요도나 항문처럼 사람에게 중요한 기관들이 모여 있고, 골반바닥근이 그 구멍을 막는 역할을 한답니다! 골반의 바닥 면이 내장을 받치고 있는 것이죠!

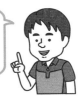

꼬리뼈근(미골근)

엉치뼈끝에서 일어나
꼬리뼈에 부착하는 근육.

항문올림근(항문거근)

항문 주위에 위치한 엉덩꼬리근, 두덩꼬리근, 두덩샅근, 두덩곧창자근을 아울러 일컫는 이름. 골반바닥근 중 하나로 골반사이막(격막)을 구성하며, 골반 내 장기를 받침.

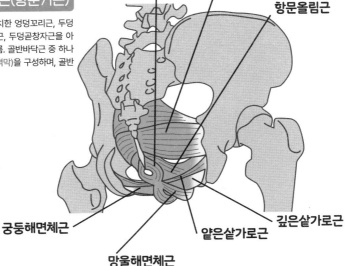

바깥항문조임근
꼬리뼈근
항문올림근
궁둥해면체근
망울해면체근
얕은샅가로근
깊은샅가로근

배·골반 치료의 포인트

몸의 안정을 위해 중요 복부의 근력을 유지해야 한다

복압과 골반 바닥의 골반바닥근 그룹이 포인트다

복부라고 하면 미용적 관점에서 '잘록한 허리라인'이나 '식스팩'을 먼저 떠올릴 수 있다. 하지만 기능적으로 보면 복부는 몸 전체의 '안정'을 유지하는 부위이기도 하다. 이런 안정을 위해 중요한 요소가 '복압'이다. 가로막을 이용한 복식호흡을 하면 복압이 높아지는 것으로 알려져 있다. 그리고 '골반바닥근'은 이름 그대로 골반의 바닥에 있는 근육이다. 배안을 하나의 방이라고 했을 때 그 바닥에 해당하는 역할을 한다.

여성의 건강관리에 중요한 골반바닥근

현대사회에 들어서며 '펨테크(Femtech, female+technology)'나 '펨케어(Femcare, feminine+care)'라는 말이 유행하면서 여성의 건강관리가 주목받고 있다. 그리고 이 골반바닥근의 근력 저하도 자주 화제에 오르고 있으며, 특히

산전과 산후 여성에게서 그 중요성이 강조되었다. 그러나 최근에는 임신이나 출산과 관계없이 중요하다고 보며, 심지어 남성의 불임과 관련하여 골반바닥근 근력 저하를 문제로 보는 시각도 있다.

앉아서 일하는 습관이 골반바닥근 그룹의 근력 저하 원인이 된다

그러면 이 근력 저하는 어떻게 생길까? 우선 사람이 골반바닥근을 가장 많이 사용하는 때는 다름 아닌 배변을 참을 때다. 꽤 오래전 이야기인데, 골반바닥근 단련을 위한 클래스에 참가한 적이 있다. 그때는 지금처럼 트레이닝 방법이 확립되지 않았다. 그래서 다양한 자세(엎드리거나 앉은 상태 등)를 잡고 오로지 항문을 조이는 방법으로 근력을 단련했다. 물론 틀린 방법은 아니다. 그러나 여기서는 더 나아가 다른 부위와 연동하는 구조에 관해 살펴보자.

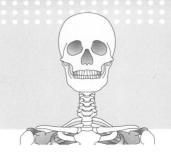

자세에 따라 골반바닥근의 사용에 차이가 있을까? 앞에서 배변을 참을 때 골반바닥근을 사용한다고 했다. 그렇다면 우선 반대로 배변하기 좋은 자세가 어떤 것인지 생각해 보자. 변기에 앉는 자세를 떠올려 보면 다리는 조금 넓게 벌리고 등은 둥글게 굽히고 골반은 뒤로 기운다. 바로 '새우등'과 같은 자세. 이것이 쉽게 배변할 수 있는 자세라면, 반대로 골반이 앞으로 기울고 등은 조금 뒤로 젖히고 다리는 모은 자세가 배변을 참기 쉬운 상태(골반바닥근을 사용할 수 있는 상태)가 된다. 근력을 강화하기 위해서는 이 자세가 필요하다. 그러나 오늘날에는 책상 앞에 앉아 일하는 시간이 늘면서 등이 둥글게 굽은 나쁜 자세가 많아지고 있다. 이런 환경 때문에 근력 역시 저하되고 있다고 할 수 있다.

복식호흡과도 관련된 골반바닥근의 기능

사실 복식호흡도 이 골반바닥근과 깊은 관련이 있다. 복식호흡이라 하면 가로막에 주목하기 마련인데, 복식호흡에는 그림과 같이 골반바닥근의 신축(stretching)도 필요하다.

이렇게 몸을 안정시키는 데 필요한 '복압' 그리고 몸에 산소를 공급하고 이산화탄소를 배출하는 '호흡' 등 살아가는 데 반드시 필요한 것이 복부의 근육이다.

치료사는 생활에서 중요한 골반과 골반바닥근을 교정하는 치료를 할 수 있어야 하며, 복부의 근육과 골반바닥근 그룹을 단련하는 트레이닝에 대한 조언도 할 수 있어야 한다.

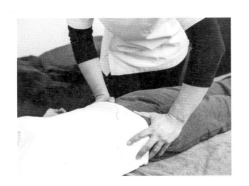

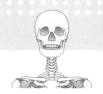

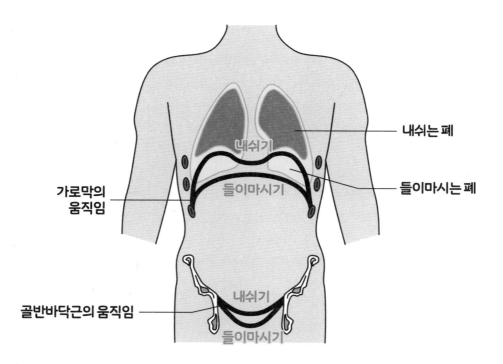

내쉬기

들이마시기

내쉬기

들이마시기

가로막의
움직임

골반바닥근의 움직임

내쉬는 폐

들이마시는 폐

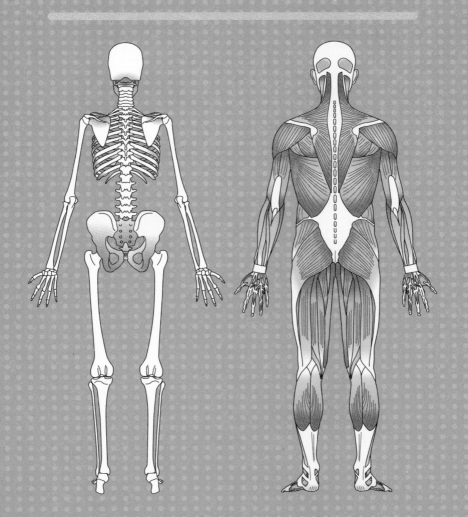

제 6 장

등의

뼈대와 근육

등의 뼈대

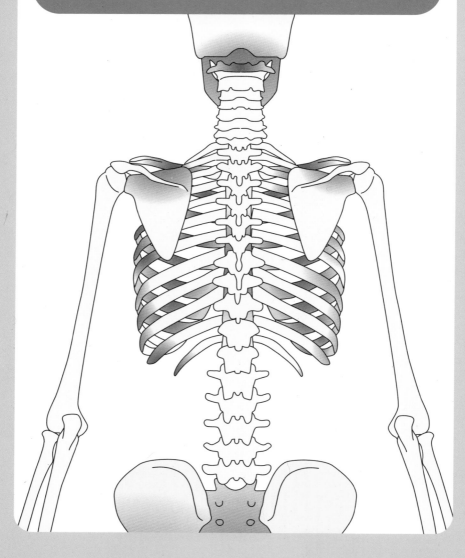

어긋나기 쉬운 어깨뼈

어깨뼈는 어깨관절을 자유롭게 움직이기 위한 중요한 부위다

인체의 등을 어깨 쪽에서 살펴보면 먼저 눈에 들어오는 부위가 있다. 바로 좌우 한 쌍으로 있는 큼직한 세모 모양의 어깨뼈다.

앞에서도 말했지만 어깨뼈는 몸의 앞쪽에 있는 빗장뼈와 어깨뼈 위팔관절(어깨관절)을 통해 연결되어 있다. 어깨뼈는 모두 5개의 관절로 이루어지는데 그중에서도 중심 역할을 담당하는 어깨뼈 위팔관절은 어깨뼈의 접시오목(관절와)과 위팔뼈의 위팔뼈머리가 연결되는 절구관절(구관절)로 3차원의 모든 방향으로 팔을 움직일 수 있다. 하지만 결합이 느슨하여 쉽게 탈구되는 특징이 있다.

또한 어깨뼈는 가슴우리와 직접 연결된 상태가 아니라서 주변 근육이 경직되거나 하면 쉽게 어긋날 수 있다. 그렇게 되면 위팔뼈나 빗장뼈에도 영향을 주어 어깨의 가동 범위가 줄어들 수 있다.

척추뼈 중 가장 큰 허리뼈는 등뼈와 엉치뼈를 연결하는 척주의 핵심이다

몸속을 세로로 관통하는 척주는 목뼈(7개), 등뼈(12개), 허리뼈(5개), 엉치뼈(1개), 꼬리뼈(1개)로 이루어진 인체의 중심축으로, 옆에서 보면 S자 형태로 연결되어 있다.

허리를 몸의 핵심이라 하듯, 허리뼈에는 큰 부하가 걸리기 때문에 그 5개의 척추뼈는 26개 중에서 가장 크며 모양이 거의 비슷하다. 각 척추뼈는 돌기사이관절(추간관절)로 연결되어 있다. 그 안에 있는 척추사이원반(추간원판)이 노화 등의 이유로 형태가 변하면 허리디스크(요추 추간판탈출)나 척추미끄럼증(척추전방전위증)이 발병한다.

가장 아래쪽의 5번 허리뼈는 허리엉치관절(요천관절)을 통해 엉치뼈와 연결되어 있다.

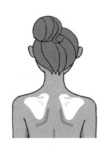

등의 뼈대근

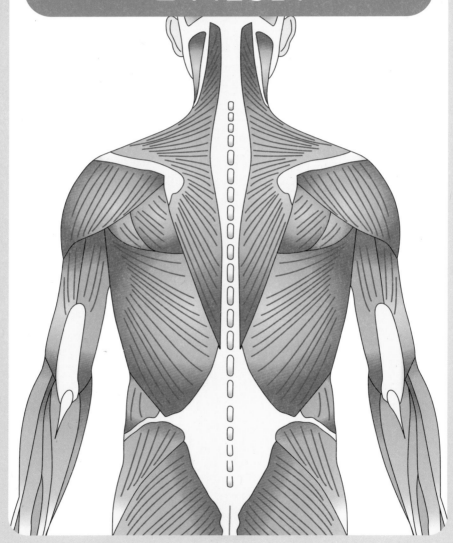

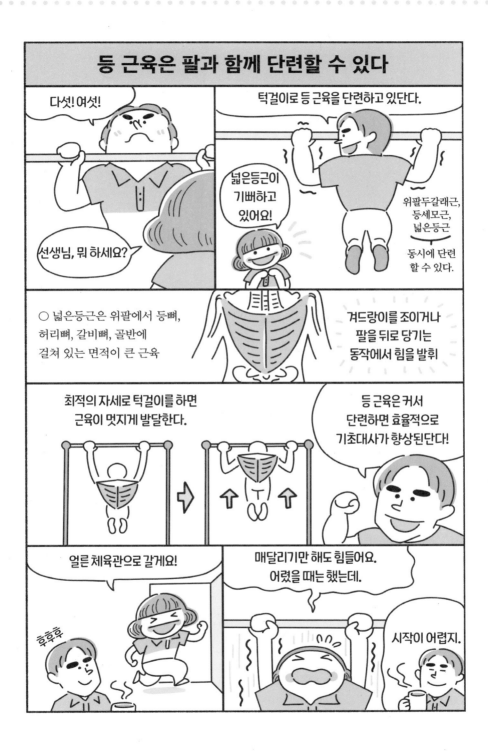

Trapezius muscle

등세모근
(승모근)

삼각형의 **납작한 근육**으로 위, 가운데, 아래 섬유로 나뉩니다. 각각의 역할이 다르지만 그중에서도 가운데 섬유가 폭도 넓고 힘이 세요! 팔 전체를 지탱하는 근육이지만, 어깨 결림을 유발하는 근육으로도 유명해요!

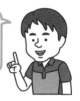

지배신경

목신경얼기(경신경총, cervical plexus)
앞가지(C2~C4), 더부신경 바깥가지

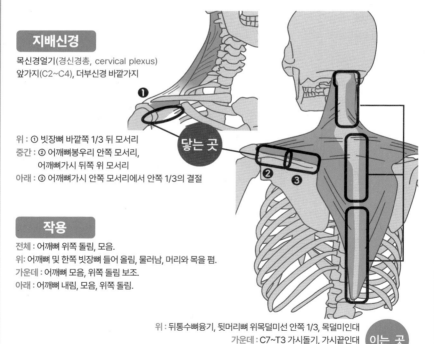

위 : ① 빗장뼈 바깥쪽 1/3 뒤 모서리
중간 : ② 어깨뼈봉우리 안쪽 모서리,
　　　어깨뼈가시 뒤쪽 위 모서리
아래 : ③ 어깨뼈가시 안쪽 모서리에서 안쪽 1/3의 결절

닿는 곳

작용

전체 : 어깨뼈 위쪽 돌림, 모음.
위 : 어깨뼈 및 한쪽 빗장뼈 들어 올림, 물러남, 머리와 목을 폄.
가운데 : 어깨뼈 모음, 위쪽 돌림 보조.
아래 : 어깨뼈 내림, 모음, 위쪽 돌림.

위 : 뒤통수뼈융기, 뒷머리뼈 위목덜미선 안쪽 1/3, 목덜미인대
가운데 : C7~T3 가시돌기, 가시끝인대
아래 : T4~12 가시돌기, 가시끝인대

이는 곳

Levator scapulae muscle

어깨올림근
(견갑거근)

이름 그대로 어깨뼈를 들어 올리는 근육으로, 잠을 잘못 자서 목의 통증을 유발하는 근육으로도 유명합니다. 목 뒤 옆쪽에 위치하는 깊은 근육으로, 목빗근과 등세모근에 덮여 있으므로 깊게 촉진해야 해요!

지배신경

등쪽어깨신경
(견갑배신경, dorsal scapular nerve)(C2~C5)

작용

어깨뼈를 들어 올리고 목뼈를 폄(보조적 작용).

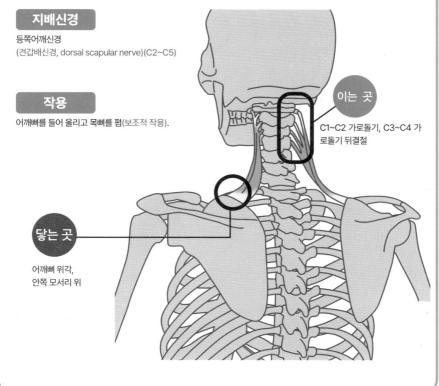

이는 곳

C1~C2 가로돌기, C3~C4 가로돌기 뒤결절

닿는 곳

어깨뼈 위각,
안쪽 모서리 위

Latissimus dorsi muscle

넓은등근
(광배근)

사람의 몸에서 가장 큰 근육입니다. 운동을 할 때 매우 중요해요. 팔을 등 쪽으로 당기는 기능을 해요. 단련하면 이른바 '역삼각형' 몸매를 만들 수 있어요.

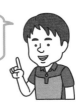

지배신경

가슴등신경
(흉배신경, thoracodorsal nerve)
(C6~C8)

작용

어깨관절을 폄, 모음, 안쪽돌림, 어깨띠(견갑대, Shoulder girdle)를 내림. 팔을 고정했을 때 골반을 들어 올려 앞으로 기울게 한다.

닿는 곳 위팔뼈 결절사이고랑의 바닥

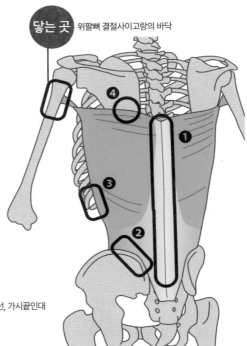

이는 곳

척추뼈부 : ① T7~L5 가시돌기, 정중엉치뼈능선, 가시끝인대
엉덩뼈부 : ② 엉덩뼈능선 뒤 1/3
갈비뼈부 : ③ 10~12번 갈비뼈
어깨뼈부 : ④ 어깨뼈 아래 끝

Rhomboid major muscle

큰마름근
(대능형근)

작은마름근과 형태와 기능이 같지만 아래쪽에 위치합니다. 등세모근에 덮여 있어 깊고 가슴등뼈에서 일어나는데, 이를 아는 것이 촉진 시 요령입니다! 서랍을 여는 동작 등에 쓰여요!

지배신경
등쪽어깨신경
(견갑배신경, dorsal scapular nerve)(C4~C5)

작용
어깨뼈 모음, 아래쪽 돌림.

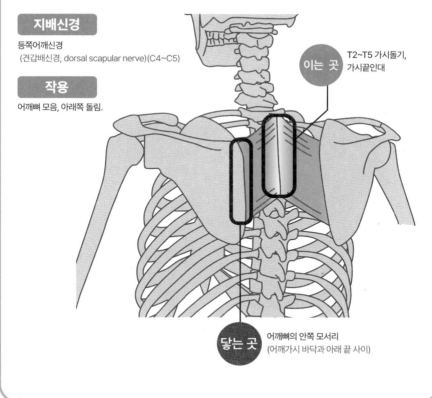

이는 곳 — T2~T5 가시돌기, 가시끝인대

닿는 곳 — 어깨뼈의 안쪽 모서리
(어깨가시 바닥과 아래 끝 사이)

129

Rhomboid minor muscle

작은마름근
(소능형근)

큰마름근과 모양과 기능이 비슷하지만 위쪽에 있습니다. 등세모근에 덮여 있어 깊고, 목뼈에서 일어나는데, 이를 아는 것이 촉진 시 요령입니다! 큰마름근과 함께 외우도록 해요!

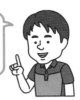

지배신경

등쪽어깨신경(견갑배신경)(C4~C5)

작용

어깨뼈를 모음, 아래쪽 돌림.

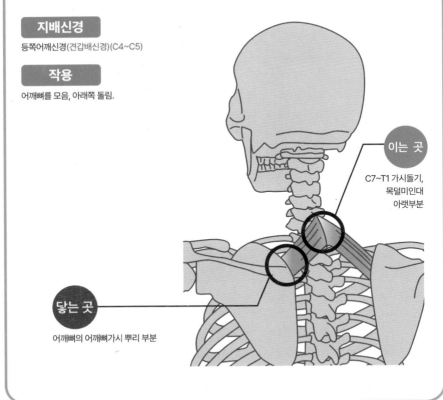

이는 곳

C7~T1 가시돌기,
목덜미인대
아랫부분

닿는 곳

어깨뼈의 어깨뼈가시 뿌리 부분

척주세움근
(척주기립근)

척주세움근은 목엉덩갈비근(경장늑근, iliocostalis cervicis), 등엉덩갈비근(흉장늑근, iliocostalis thoracis), 허리엉덩갈비근(요장늑근, iliocostalis lumborum), 머리가장긴근(두최장근, longissimus capitis), 목가장긴근(경최장근, longissmus cervicis), 등가장긴근(흉최장근, longissimus thoracis), 목가시근(경극근, spinalis cervicis), 등가시근(흉극근, spinalis thoracis)의 총 8개 근육을 일컫는 명칭입니다. 주로 몸통을 젖히는 동작에 관여해요! 확실히 암기하도록 해요!

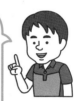

제 6 장　등의 뼈대와 근육

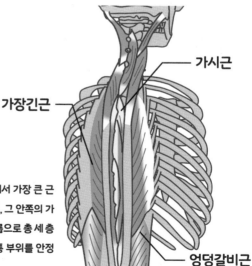

가시근

가장긴근

엉덩갈비근

　　척주세움근은 척추 주변의 등 부위에서 가장 큰 근육이다. 가장 바깥쪽의 엉덩갈비근 그룹, 그 안쪽의 가장긴근 그룹, 좀 더 깊은 층의 가시근 그룹으로 총 세 층으로 나뉜다. 일상생활이나 운동 시 몸통 부위를 안정시키는 역할을 한다.

Longissimus capitis muscle

머리가장긴근
(두최장근)

3종류의 가장긴근 그룹 중 가장 위쪽에 있는 근육입니다. 머리를 지지하여 상체를 바른 자세로 유지하는 역할을 해요. 일상생활이나 운동 등 모든 상황에서 쓰이고 있어요!

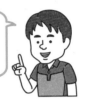

지배신경

척수신경(spinal nerves)의 뒷가지(C2~L5)

작용

목의 폄, 옆굽힘(같은 쪽), 돌림(같은 쪽).
머리를 고정하여 상체의 자세를 유지.

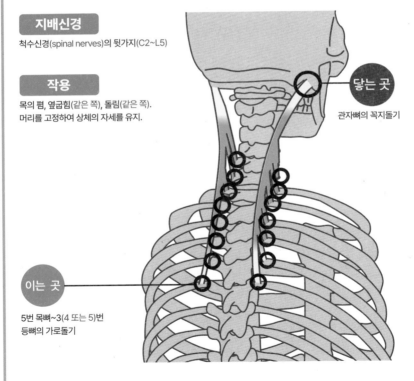

닿는 곳

관자뼈의 꼭지돌기

이는 곳

5번 목뼈~3(4 또는 5)번
등뼈의 가로돌기

Longissimus cervicis muscle

목가장긴근
(경최장근)

가장긴근 그룹 위쪽에 위치한 근육입니다. 등 위쪽이나 고개를 젖히는 동작에 관여해요. 머리가장긴근과 같이 상체를 안정시키는 역할과 더불어 척주의 정상적인 만곡을 유지하는 기능도 해요!

지배신경

척수신경의 뒷가지(C2~L5)

작용

등뼈, 목뼈의 폄. 목뼈의 옆굽힘(같은 쪽),
머리를 고정하고 상체의 자세를 유지.

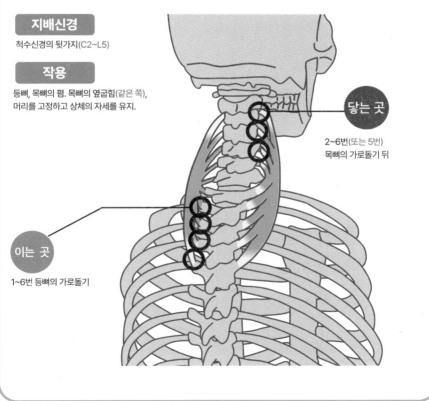

닿는 곳

2~6번(또는 5번)
목뼈의 가로돌기 뒤

이는 곳

1~6번 등뼈의 가로돌기

제 6 장 등의 뼈대와 근육

133

Longissimus thoracis muscle

등가장긴근

(흉최장근)

가장긴근 그룹의 아래쪽, **척주세움근의 중심에 위치하며**, 척주세움근 중에서는 가장 큰 근육이기도 합니다. 주로 <u>등뼈와 허리뼈를 젖히는 기능</u>을 하며 달릴 때는 등뼈를 지탱해요!

지배신경
척수신경의 뒷가지(C2 또는 C1~L15)

작용
등뼈, 허리뼈의 폄, 옆굽힘(같은 쪽).

안쪽 : 허리뼈의 덧돌기, 등뼈의 가로돌기
바깥쪽 : 허리뼈의 갈비뼈돌기, 갈비뼈, 등뼈근막의
　　　　깊은 층

닿는 곳

엉치뼈, 허리뼈의 가시돌기, 아래쪽
허리뼈의 가로돌기

이는 곳

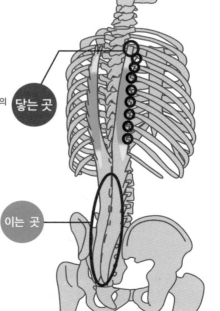

목엉덩갈비근
(경장늑근)

엉덩갈비근 그룹의 가장 윗부분에 있는 근육입니다. 주로 등 위쪽과 고개를 젖히는 동작, 목을 옆으로 구부리는 동작에 관여해요. 일상생활이나 운동에서는 상체를 안정시키는 역할을 해요!

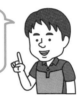

지배신경

척수신경의 뒷가지(C4~L3)

작용

목뼈의 폄, 옆굽힘(같은 쪽).

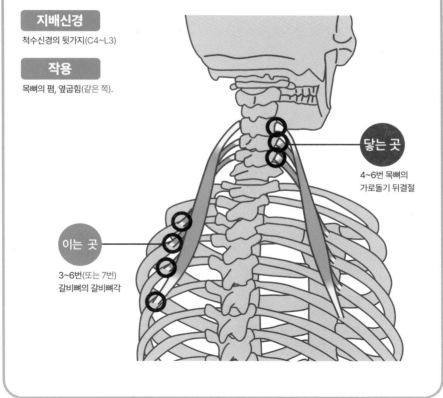

닿는 곳

4~6번 목뼈의 가로돌기 뒤결절

이는 곳

3~6번(또는 7번) 갈비뼈의 갈비뼈각

Iliocostalis thoracis muscle

등목엉덩갈비근

(흉장늑근)

엉덩갈비근 그룹의 중간에 있는 근육입니다. 주로 등의 윗부분을 젖히는 동작이나 몸통을 옆으로 굽히는 동작에 관여해요. 달릴 때는 등뼈나 목뼈를 고정하여 상체를 지탱하는 기능을 해요.

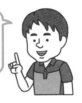

지배신경

척수신경의 뒷가지(C4~L3)

작용

등뼈의 폄, 옆굽힘(같은 쪽).

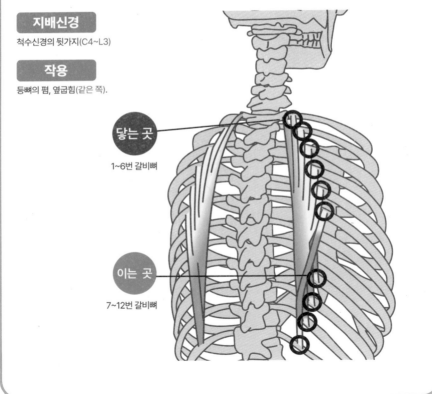

닿는 곳

1~6번 갈비뼈

이는 곳

7~12번 갈비뼈

Iliocostalis lumborum muscle

허리엉덩갈비근

(요장늑근)

엉덩갈비근 그룹의 아래쪽에 있는 근육입니다. 주로 등 아래쪽을 젖히는 동작에 관여해요. 상체를 안정시키는 역할 외에도 목가장긴근과 마찬가지로 척주의 정상적인 만곡을 유지하는 역할도 하고 있어요!

지배신경

척수신경의 뒷가지(C4~L3)

작용

등뼈의 폄, 옆굽힘(같은 쪽).

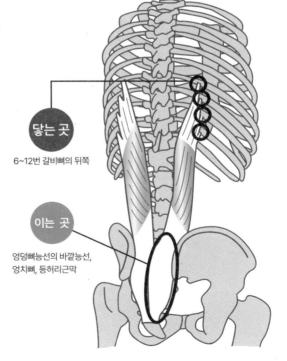

닿는 곳

6~12번 갈비뼈의 뒤쪽

이는 곳

엉덩뼈능선의 바깥능선,
엉치뼈, 등허리근막

Spinalis cervicis muscle

목가시근
(경극근)

척주세움근 중에서 가장 안쪽에 있는 근육입니다. 가장긴근 깊은 층의 가시근 그룹에 속해요. 주로 고개를 젖히는 동작에서 역할을 하지만 운동할 때는 머리를 지탱해 목을 안정시켜요!

지배신경
척수신경의 뒷가지(C2~T10)

작용
목뼈의 폄, 옆굽힘(같은 쪽).

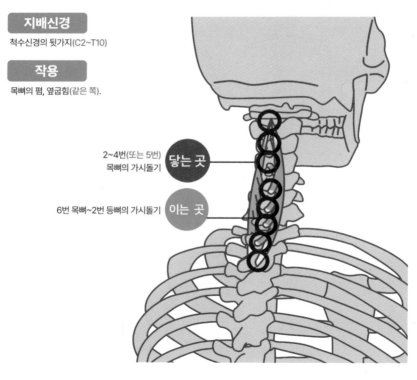

2~4번(또는 5번) 목뼈의 가시돌기 **닿는 곳**

6번 목뼈~2번 등뼈의 가시돌기 **이는 곳**

Spinalis thoracis muscle

등가시근
(흉극근)

목가시근과 마찬가지로 척주세움근 중 가장 안쪽에 있는 근육입니다. 주로 등을 젖히는 동작을 할 때 작용해요. 목가장긴근, 허리엉덩갈비근과 함께 척주의 정상적인 만곡을 유지하는 기능도 해요!

지배신경

척수신경의 뒷가지(C2~T10)

작용

등뼈, 허리뼈의 폄, 옆굽힘(같은 쪽).

2~8번(또는 9번) 등뼈의 가시돌기 — 닿는 곳

10번 등뼈~3번(또는 2번) 허리뼈의 가시돌기 — 이는 곳

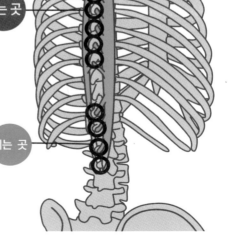

제 6 장 등의 뼈대와 근육

139

돌림근
(회전근)

척주 주변에서 가장 깊은 층에 있는 근육으로, 짧은돌림근(단회선근, rotatores breves)과 긴돌림근(장회선근, rotatores longus)으로 구성되어 있어요. 주로 몸통을 돌리는 동작을 할 때 작용하지만 척주를 안정시켜 바른 자세를 유지하는 기능도 해요!

지배신경

척수신경의 뒷가지(T1~T11)

작용

척주의 돌림(반대쪽).
척주의 폄 동작 보조.

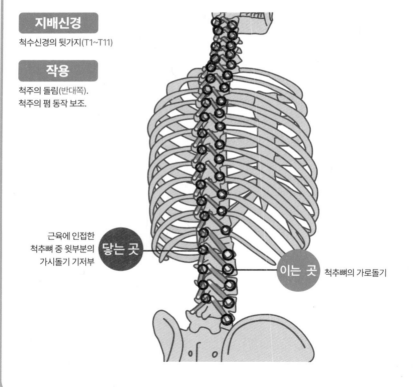

근육에 인접한 척추뼈 중 윗부분의 가시돌기 기저부 **닿는 곳**

이는 곳 척추뼈의 가로돌기

Multifidus muscle

뭇갈래근
(다열근)

가느다란 근육으로 돌림근을 덮고 있는 척주세움근의 깊은 곳에 있는 근육입니다. 척주를 당겨 안정시킴으로써 상체를 지탱해요. 바른 자세를 유지하는 데도 큰 역할을 해요! 가로돌기가시근(횡돌기극근, transversospinal muscles)의 한 종류이기도 해요!

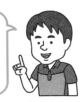

지배신경

척수신경 뒷가지(C3~C4)

작용

척추사이관절의 안정, 척추의 폄, 돌림(반대쪽), 옆굽힘(같은 쪽).

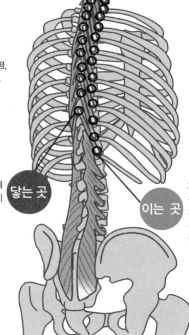

닿는 곳
각 이는 곳에서 2~4개 위에 위치하는 척추뼈의 가시돌기

이는 곳
가장긴근 얕은 층의 힘줄, 뒤엉치뼈 구멍과 위뒤엉덩뼈가시 사이의 엉치뼈 뒤쪽, 허리뼈의 꼭지돌기, 모든 등뼈의 가로돌기, 4~7번 목뼈의 관절돌기

제 6 장 등의 뼈대와 근육

141

목반가시근
(경반극근)

반가시근의 중간에 위치하는 척주 옆쪽의 깊은 층 근육입니다. 가로돌기에서 목뼈의 가시돌기로 뻗어 있어요. 뭇갈래근과 마찬가지로 척추의 척추뼈를 당겨 안정시키는 역할을 해요. 머리반가시근과 혼동하지 않도록 주의해야 합니다.

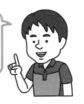

지배신경

척수신경의 뒷가지(C1~T6 또는 T7)

작용

등뼈와 목뼈의 폄,
옆굽힘(같은 쪽), 돌림(반대쪽).

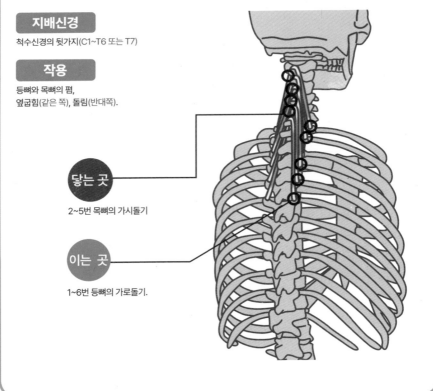

닿는 곳

2~5번 목뼈의 가시돌기

이는 곳

1~6번 등뼈의 가로돌기.

등의 뼈대근

가슴반가시근

(흉반극근)

> 뭇갈래근(다열근)의 위쪽에 뻗어 있는 반가시근 그룹 중 가장 긴 근육이 가슴반가시근입니다. 목반가시근과 같이 <u>척주를 안정시키는 역할</u>을 해요. 운동할 때는 머리를 고정함으로써 상체를 지지해요!

지배신경

척수신경 뒷가지(C1~T6 또는 T7)

작용

척주의 안정, 척추의 폄, 돌림(반대쪽),
옆굽힘(같은 쪽).

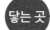

6번 목뼈~3번 등뼈의 가시돌기

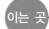

7번 목뼈~11번 등뼈의 가로돌기

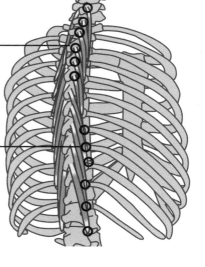

등 치료의 포인트

등넓은근과 척주세움근은 다양한 치료로 관리해야 한다

치료의 힌트가 되는 '두점식별'

등 부위에 관해서는 설명하고 싶은 것이 많지만 신경 이야기부터 하려고 한다. 우선 등 부위를 치료할 때는 손놀림을 세심하게 해야 할까, 아니면 동작을 크게 해야 할까? 도대체 어떤 방법이 좋을까? '두점식별(two point discrimination)'에서 힌트를 얻을 수 있다. 이는 사람의 몸을 이쑤시개 두 개로 동시에 가볍게 찔렀을 때 그것을 확실히 두 점으로 느낄 수 있는 거리 감각을 가리킨다.

사례를 들자면 '손가락 끝이나 혀끝'에서는 1mm 차이까지 식별할 수 있는 데 비해, '등'은 7cm 이상 가까워지면 한 점으로 느낀다고 한다(실험해 보면 알 수 있으니 꼭 해 보자!)

다시 말해, 등 부위에서는 섬세한 손놀림으로 치료한다 해도 치료사가 느끼는 만큼 고객에게 고스란히 전달되지 않는다(치료사는 두점식별에 섬세할 뿐 아니라 손가락이나 손바닥으로 치료하기 때문에 더욱 그렇다). 이런 관점에서 보면 등 부위 치료는 조금 과장되고 큰 동작이 적합하다고 본다.

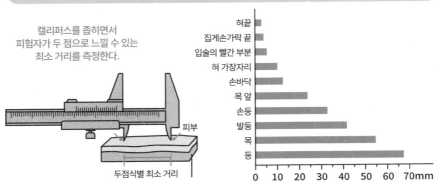

캘리퍼스로 두점식별 측청하기

캘리퍼스를 좁히면서 피험자가 두 점으로 느낄 수 있는 최소 거리를 측정한다.

피부

두점식별 최소 거리

혀끝
집게손가락 끝
입술의 빨간 부분
혀 가장자리
손바닥
목 앞
손등
발등
목
등

0   10   20   30   40   50   60   70mm

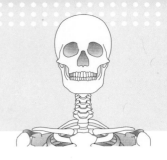

한편으로 피부 감각의 범위를 가리키는 '피부 분절(dermatome)'을 보면 오히려 팔다리보다 등 부위 쪽에서 신경 지배의 범위가 더 좁다는 것을 알 수 있다. 다시 말해, 개별 신경에 접근한다면 섬세한 손놀림이 효과를 줄 수 있다. 환자가 이를 감각으로 느끼지 못한다고 해도 말이다.

이 두 가지 상반된 이야기를 보면, 한쪽으로 치우치지 않고 크고 섬세한 두 방법을 적절히 사용해야 한다는 것을 알 수 있다. 등 부위에는 '넓은 등근'이나 '등세모근'의 넓은 근육도 있지만 '척주세움근'의 각 근육과 같이 가는 근육도 존재한다. 근육의 관점에서 보더라도 넓은 근육, 가는 근육 각각을 고르게 치료하는 것이 중요하다. 어쨌든 치료 방법에 대해서는 고정관념을 가지지 않는 것이 중요하다. 먼저 고객의 증상이나 자신이 어떻게 접근할 것인가를 파악한 다음 치료 시 손을 어떻게 쓸 것인지 적절히 판단하고 치료에 임하도록 하자.

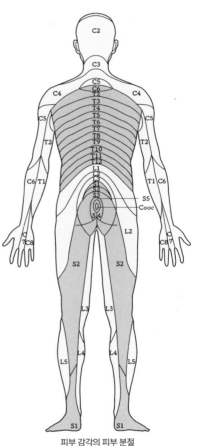

피부 감각의 피부 분절

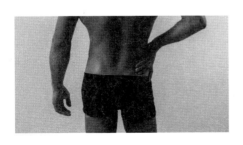

제 6 장 등의 뼈대와 근육

145

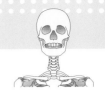

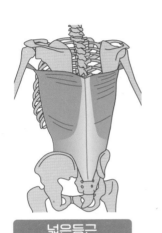

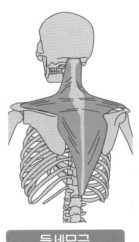

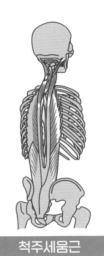

넓은등근   등세모근   척주세움근

다리의

뼈대와 근육 1

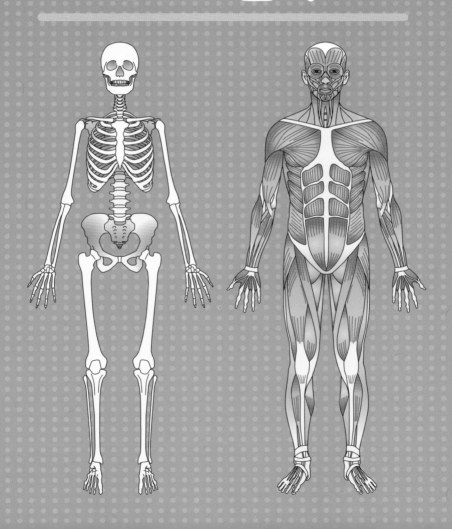

다리의 뼈대

넙다리뼈는 사람의 몸에서 가장 길다

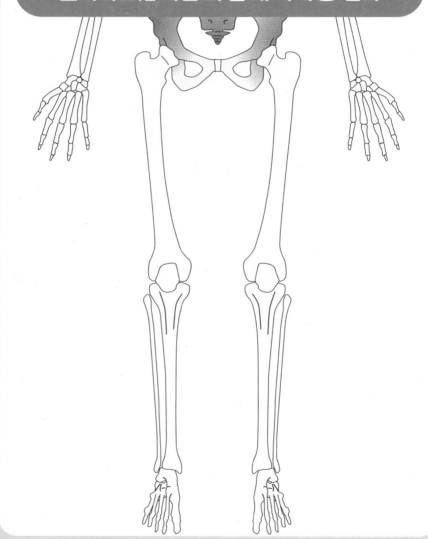

다리의 뼈대는 몸통과 두 다리를 연결하는 '다리이음뼈'와 '자유다리뼈'로 크게 나뉜다

다리에는 운동에 필수적인 주요 뼈와 관절이 모여 있다

다리는 몸통과 두 다리를 이어 주는 다리이음뼈(골반의 볼기뼈)와 넙다리뼈 이하의 자유다리뼈로 나뉜다.

자유다리뼈는 위에서부터 좌우 양쪽의 넙다리뼈, 무릎뼈, 정강이뼈, 종아리뼈, 발목뼈(족근골, tarsal bone)(7개), 발허리뼈(중족골, metatarsal bones)(5개)와 발가락뼈(지골, phalanges)(14개)로 연결되며 다리 전체는 총 8종 31개, 좌우 31쌍 62개 뼈로 구성되어 있다.

또한 엉덩관절, 무릎관절, 발목관절(거퇴관절, ankle joint)과 같이 서기, 걷기, 달리기 등 운동에 없어서는 안 될 강하고 중요한 관절이 있다는 점도 큰 특징이다.

넓적다리에 있는 넙다리뼈는 위쪽 끝은 엉덩관절, 아래쪽 끝은 정강이뼈와 무릎관절과 연결된 굵고 강한 뼈로 인체에서 가장 길고 무거운 뼈이기도 하다.

이른바 '무릎의 접시'가 무릎뼈인데 사람의 몸에서 가장 큰 종자뼈(종자골, sesamoid bone)다. 뒤쪽 전체에는 연골이 있어 무릎관절의 원활한 움직임을 도와준다.

몸무게를 지탱하며 디디는 발등과 발바닥과 발가락뼈

다리는 안쪽에 있는 정강이뼈와 바깥쪽에 있는 종아리뼈로 이루어져 있다.

인체에서 넙다리뼈 다음으로 긴 정강이뼈는 몸무게를 지탱하는 역할을 하기 때문에 종아리뼈보다 굵고 튼튼하다. 긴뼈 중에서 가장 가느다란 종아리뼈는 넙다리뼈와 직접 연결되지 않고 인대로 이어져 있다.

발등과 바닥을 형성하는 7개의 짧은뼈가 발목뼈다. 안쪽쐐기뼈(내측설상골, medial cuneiform)와 손배뼈(주상골, scaphoid bone)로 만들어지는 아치가 족궁(arch of foot)이다.

발목뼈는 리스프랑(lisfranc) 관절로 5개의 발허리뼈와 연결되며, 그 끝에 있는 발가락뼈는 14개의 짧은 뼈로 이루어져 있다.

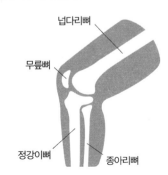

다리의 뼈대근

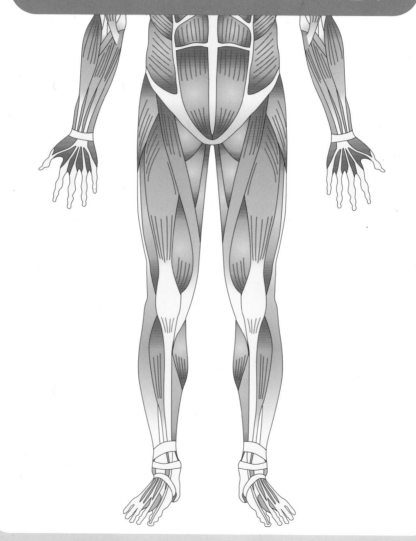

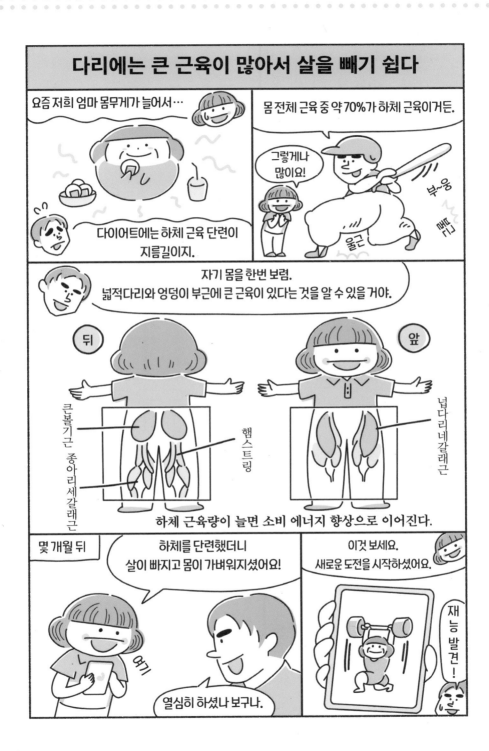

엉덩허리근
(장요근)

엉덩허리근은 엉덩뼈근, 큰허리근, 작은허리근까지 몸통 깊은 층에 있는 세 개의 근육을 아우르는 명칭입니다. 주로 다리를 앞으로 흔드는 동작(엉덩관절 굽힘)에 관여하고 걷기와 달리기, 배근육(복근) 운동에 쓰여요!

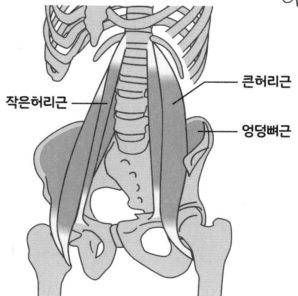

작은허리근

큰허리근

엉덩뼈근

엉덩뼈근은 골반에서, 큰허리근과 작은허리근은 척주에서 일어나며 넓적다리 위쪽에 닿는다. 엉덩허리근은 이 3개의 근육으로 구성되는데, 작은허리근은 약 절반 정도의 사람만 가지고 있어 주로 엉덩뼈근과 큰허리근이 기능을 한다.

다리의 뼈대근

Psoas major muscle

큰허리근
(대요근)

엉덩관절 굽힘근 중에서 가장 힘이 센 근육입니다. 자세를 유지하고 걷고 달릴 때 매우 중요한 역할을 해요! 엉덩관절을 구부릴 때도 기능하지요!

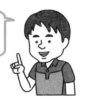

지배신경

허리신경열기(요신경총, Lumbar plexus)(L1~C4)

작용

엉덩관절 굽힘, 바깥돌림, 허리뼈 굽힘, 옆굽힘.

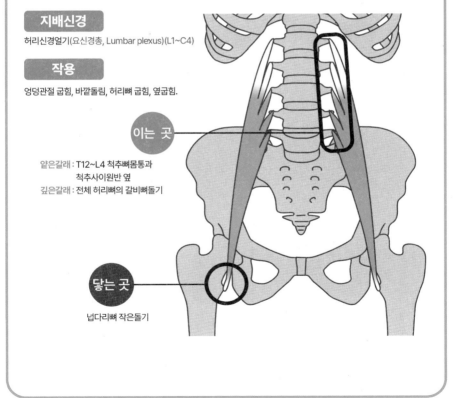

이는 곳

얕은갈래 : T12~L4 척추뼈몸통과
　　　　　척추사이원반 옆
깊은갈래 : 전체 허리뼈의 갈비뼈돌기

닿는 곳

넙다리뼈 작은돌기

Psoas minor muscle

작은허리근
(소요근)

> 작은허리근은 50% 이하의 사람에게만 존재한다는 특수한 근육입니다. 혼자서는 힘이 약하기 때문에 엉덩관절을 움직이는 데 큰허리근과 엉덩뼈근의 보조근 역할을 해요.

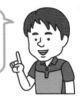

지배신경

허리신경얼기 가지(L1)

작용

허리뼈 굽힘 보조.

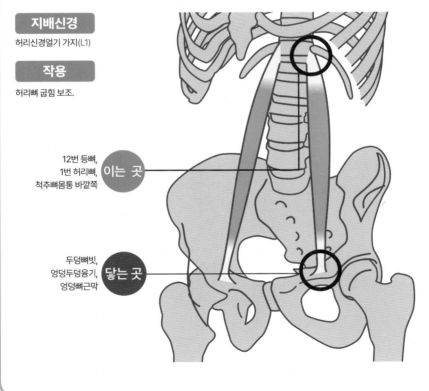

12번 등뼈,
1번 허리뼈,
척추뼈몸통 바깥쪽

이는 곳

두덩뼈빗,
엉덩두덩융기,
엉덩뼈근막

닿는 곳

엉덩근
(장골근)

큰허리근과 작은허리근을 합쳐 '엉덩허리근'이라고도 합니다. 배벽 뒤에 위치하며 내장에 미치는 충격을 완화시켜요!

지배신경
넙다리신경(L2~4)

작용
엉덩관절을 굽힘, 가쪽돌림, 벌림(보조적 작용).
넙다리뼈에 대응하여 골반을 앞으로 기울인다.

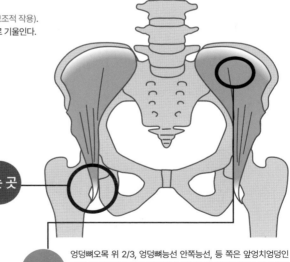

큰허리근 힘줄 바깥쪽, 넙다리뼈 작은돌기와 아래쪽 뒷면
닿는 곳

이는 곳
엉덩뼈오목 위 2/3, 엉덩뼈능선 안쪽능선, 등 쪽은 앞엉치엉덩인대와 엉덩허리인대·엉치뼈 바닥, 배 쪽은 위앞엉덩뼈가시·아래앞엉덩뼈가시와 둘 사이의 패인 곳

Gluteus maximus muscle

큰볼기근
(대둔근)

> 사람의 몸 중 하나의 근육으로는 가장 크고 무겁습니다. 엉덩이의 둥근 곡선을 만들기 때문에 힙업을 원하는 사람은 이 근육에 주목하세요!

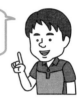

지배신경

아래볼기신경(하전신경, inferior gluteal nerve)(L5~S2)

작용

엉덩관절을 폄, 가쪽돌림, 벌림, 모음.

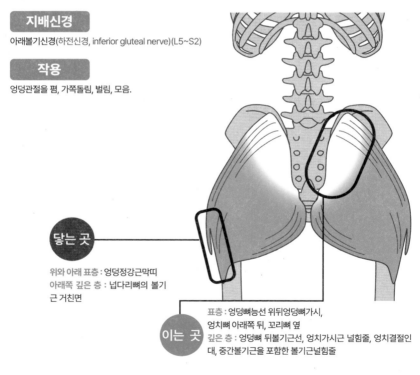

닿는 곳

위와 아래 표층 : 엉덩정강근막띠
아래쪽 깊은 층 : 넙다리뼈의 볼기
근 거친면

이는 곳

표층 : 엉덩뼈능선 위뒤엉덩뼈가시,
엉치뼈 아래쪽 뒤, 꼬리뼈 옆
깊은 층 : 엉덩뼈 뒤볼기근선, 엉치가시근 널힘줄, 엉치결절인
대, 중간볼기근을 포함한 볼기근널힘줄

중간볼기근
(중둔근)

대부분 큰볼기근으로 덮여 있어 촉진 시 주의가 필요합니다. 운동에 쉽게 피로를 느끼는 곳인 만큼 치료 효과도 크므로, 관리를 잘해 줄 필요가 있는 근육이죠!

지배신경

위볼기신경(상둔신경, superior gluteal nerve)(L4~S1)

작용

엉덩관절을 벌림, 안쪽돌림, 바깥돌림, 굽힘.

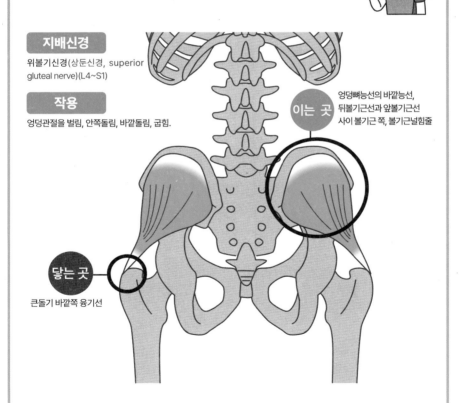

이는 곳
엉덩뼈능선의 바깥능선, 뒤볼기근선과 앞볼기근선 사이 볼기근 쪽, 볼기근널힘줄

닿는 곳
큰돌기 바깥쪽 융기선

작은볼기근
(소둔근)

큰볼기근, 중간볼기근보다 더 안쪽에 있는 깊은 근육입니다. 똑바로 설 때 골반을 지지하는 역할을 하므로 잘 알아두면 좋아요! 중간볼기근의 기능을 보조해요!

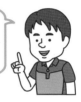

지배신경

위볼기신경(상둔신경, superior gluteal nerve)(L4~S1)

작용

엉덩관절 벌림, 안쪽돌림.

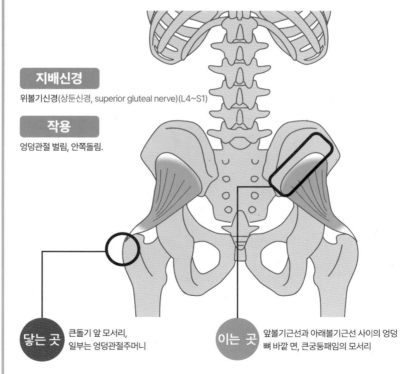

닿는 곳 큰돌기 앞 모서리, 일부는 엉덩관절주머니

이는 곳 앞볼기근선과 아래볼기근선 사이의 엉덩뼈 바깥 면, 큰궁둥패임의 모서리

다리의 뼈대근

158

궁둥구멍근
(이상근)

큰볼기근 깊은 곳에 있는 근육으로 좌골신경통을 유발하기로 유명합니다.
넙다리뼈를 바깥으로 돌려 무릎이 바깥쪽으로 향하게 해요. 엉치뼈와 볼기뼈의
위치를 좌우하는 중요한 근육이에요!

지배신경

엉치뼈신경얼기(천골신경총, sacral plexus)
에서 직접 나오는 가지(L5~S1)

작용

엉덩관절의 바깥돌림, 벌림, 폄.
엉덩관절의 안정화.

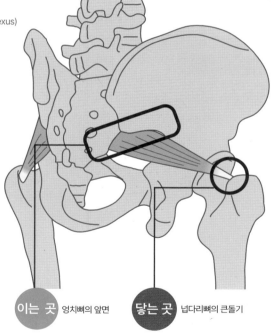

이는 곳 엉치뼈의 앞면   **닿는 곳** 넙다리뼈의 큰돌기

제 7 장 다리의 뼈대와 근육 1

Superior gemellus muscle

위쌍둥이근

(상쌍자근)

궁둥구멍근과 속폐쇄근(internal obturator muscle) 사이에 위치하는 작은 근육이 위쌍둥이근입니다. 기능은 다소 약한 편으로 속폐쇄근의 보조근 역할을 한다고 볼 수 있어요!

지배신경

엉치뼈신경얼기에서 직접 나오는 가지
(S1, S3)

작용

엉덩관절의 바깥돌림, 모음, 폄
(관절 위치에 따라 벌림도 가능).

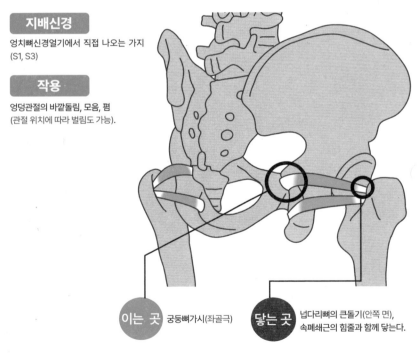

이는 곳 궁둥뼈가시(좌골극)

닿는 곳 넙다리뼈의 큰돌기(안쪽 면),
속폐쇄근의 힘줄과 함께 닿는다.

Inferior gemellus muscle

아래쌍둥이근
(하쌍자근)

속폐쇄근 밑에 위치하는 작은 근육입니다. 위쌍둥이근과 마찬가지로 기능은 약하지만 속폐쇄근을 보조하는 역할을 해요! 위쌍둥이근과 한 쌍으로 외우면 좋아요!

지배신경
엉치뼈신경얼기에서 직접 나오는 가지
(L4~S1)

작용
엉덩관절의 바깥돌림, 모음, 폄
(관절 위치에 따라 벌림도 가능).

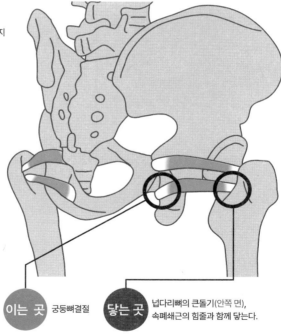

이는 곳 궁둥뼈결절

닿는 곳 넙다리뼈의 큰돌기(안쪽 면),
속폐쇄근의 힘줄과 함께 닿는다.

제 7 장 다리의 뼈대와 근육 1

속폐쇄근
(내폐쇄근)

엉덩관절에서 가장 힘이 센 바깥돌림근이 속폐쇄근입니다. 위쌍둥이근과 아래쌍둥이근 사이에 위치해 두 근육을 거느리는 근육이에요!

지배신경
엉치뼈신경얼기에서 직접 나오는 가지
(L5~S1)

작용
엉덩관절의 바깥돌림, 모음, 폄
(관절 위치에 따라 벌림도 가능).

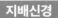

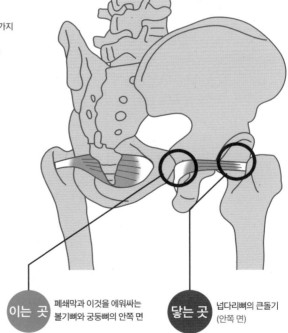

이는 곳 폐쇄막과 이것을 에워싸는 볼기뼈와 궁둥뼈의 안쪽 면

닿는 곳 넙다리뼈의 큰돌기 (안쪽 면)

다리의 뼈대근

바깥폐쇄근
(외폐쇄근)

> 엉덩관절 바깥돌림근 중에서도 가장 깊은 근육입니다. 기능은 약하지만 경직되면 불편을 느끼게 되므로 평소 능숙하게 다룰 수 있게 해 주면 좋아요.

지배신경

폐쇄신경(L3~L4)

작용

엉덩관절 : 모음, 바깥돌림, 좌우 골반의 안정화.

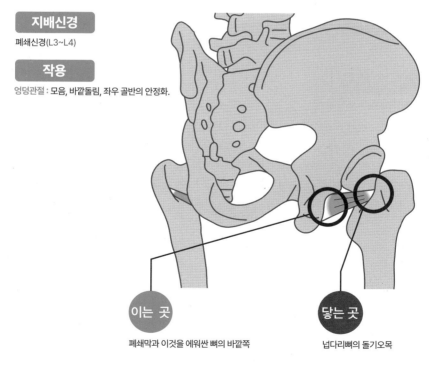

이는 곳

폐쇄막과 이것을 에워싼 뼈의 바깥쪽

닿는 곳

넙다리뼈의 돌기오목

제 7 장 **다리의 뼈대와 근육 1**

163

Quadratus femoris muscle

넙다리네모근
(대퇴방형근)

속폐쇄근과 함께 힘이 센 바깥돌림근입니다. 네모나고 납작한 모양이 작용뿐 아니라 그 안정화 기능을 잘 보여 줘요!

다리의 뼈대근

지배신경

엉치뼈신경돌기에서
직접 나오는 가지(L4~S1)

작용

엉덩관절의 바깥돌림, 모음.

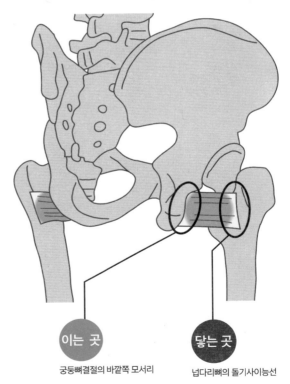

이는 곳

궁둥뼈결절의 바깥쪽 모서리

닿는 곳

넙다리뼈의 돌기사이능선

Adductors muscles

모음근 그룹
(내전근 그룹)

모음근 그룹은 큰모음근, 짧은모음근, 긴모음근, 두덩근, 두덩정강근까지 총 5개 근육을 아우릅니다. 주로 엉덩관절의 모음에 관여하지만 부위에 따라서는 굽힘, 폄 등의 동작에도 역할을 해요!

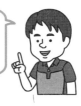

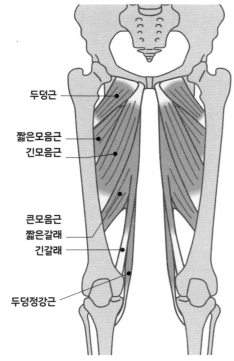

두덩근

짧은모음근
긴모음근

큰모음근
짧은갈래
긴갈래

두덩정강근

엉덩관절을 모으는 주력근이에요!

모음근 그룹은 골반의 안정성을 유지하는 역할도 담당한다. 엉덩관절의 벌림근 그룹과 함께 골반을 지지함으로써 일상생활의 동작이나 운동 기능을 보조한다. 한편 이 근육을 단련하면 오다리(내반슬)를 교정하는 결과도 기대할 수 있다.

Pectineus muscle

두덩근
(치골근)

모음근 그룹 중에서 가장 작고, 가장 위쪽에 위치하는 근육입니다. 엉치뼈에 서 일어나며 엉덩관절을 모아요. 큰허리근과 긴모음근 사이에 있어서 두 근육과의 관련성도 체크해 두어야 해요!

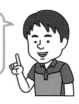

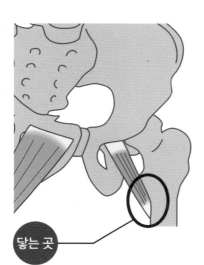

닿는 곳

두덩근선
(넙다리뼈 작은돌기에서 거친선)

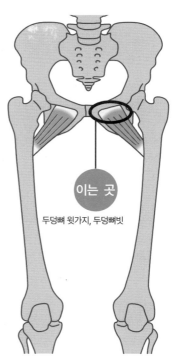

이는 곳

두덩뼈 윗가지, 두덩뼈빗

지배신경

넙다리신경(L2~L3)

작용

엉덩관절의 모음, 굽힘, 안쪽돌림.

짧은모음근
(단내전근)

두덩근과 긴모음근에 덮여 있으며, 큰모음근 앞에 위치하는 근육입니다. 긴모음근과 서로 도와 기능하며 주로 다리를 모으는 동작에 관여해요!

지배신경

폐쇄신경 앞가지(L2~L4)

작용

엉덩관절의 모음,
굽힘(보조적 역할), 안쪽돌림.

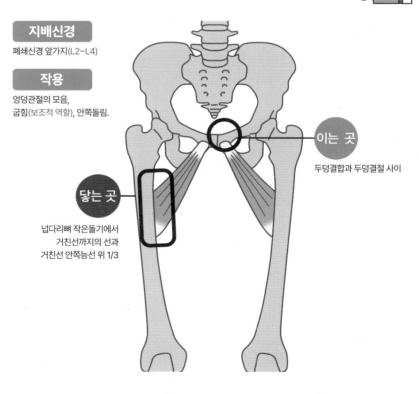

이는 곳

두덩결합과 두덩결절 사이

닿는 곳

넙다리뼈 작은돌기에서
거친선까지의 선과
거친선 안쪽능선 위 1/3

Adductor longus muscle

긴모음근
(장내전근)

넙다리의 가장 안쪽, 표층에 위치하는 세모 모양 근육입니다. 골반의 앞쪽에서 일어나므로 엉덩관절의 굽힘에도 역할을 해요!

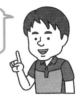

지배신경

폐쇄신경 앞가지(L2~L4)

작용

엉덩관절의 모음, 굽힘, 안쪽돌림.
엉덩관절의 폄 자세에서는 바깥돌림.

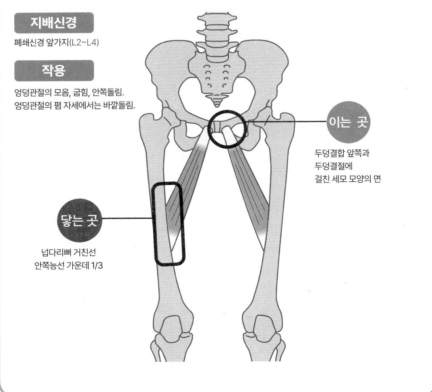

이는 곳

두덩결합 앞쪽과
두덩결절에
걸친 세모 모양의 면

닿는 곳

넙다리뼈 거친선
안쪽능선 가운데 1/3

다리의 뼈대근

큰모음근
(대내전근)

모음근 그룹 중 크기나 힘에서 가장 크며 엉덩관절의 모음과 폄에 관여해요. 힘이 센 만큼 다리를 벌리는 데 방해가 되고 여성보다 남성이 더 뻣뻣한 경향이 있어요!

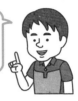

지배신경

거친선으로 끝나는 근육 부분 : 폐쇄신경 뒷가지(L2~S1)
모음근결절로 끝나는 힘줄 부분 : 정강신경
(경골신경, nervus tibialis)(L2~S1)

작용

전체로 엉덩관절 모음, 뒤쪽섬유(후방섬유, posterior fibers)는 폄, 앞쪽섬유(전방섬유, anterior fibers)는 굽힘.

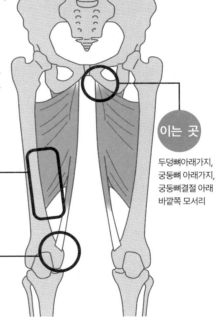

이는 곳

두덩뼈아래가지,
궁둥뼈 아래가지,
궁둥뼈결절 아래
바깥쪽 모서리

닿는 곳

두덩뼈의 근육다발 :
넙다리뼈 큰돌기의 거친선 위
궁둥뼈 아래가지의 근육다발 :
거친 선과 그 안쪽, 몸쪽
궁둥뼈 결절의 근육다발 :
모음근 결절

Gracilis muscle

두덩정강근

(박근)

모음근 그룹 중에서 유일한 다관절 근육입니다. 닿는 곳은 정강뼈 안쪽의 '거위발(아족, goose's foot)'을 형성하는 것으로도 유명해요!

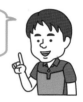

지배신경

폐쇄신경 앞가지(L2~L4)

작용

엉덩관절의 모음, 굽힘. 무릎관절의 굽힘.
정강뼈 안쪽돌림.

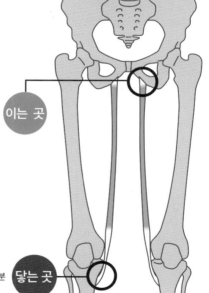

두덩결합 밑 1/2 앞 모서리,
두덩활 위 1/2　　**이는 곳**

정강뼈몸통의 안쪽 면 윗부분　**닿는 곳**

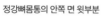

다리의 뼈대근

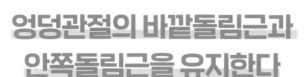

다리 치료의 포인트 1

엉덩관절의 바깥돌림근과 안쪽돌림근을 유지한다

다리 근력이 약하면 골반이 뒤로 기울고, 엉덩관절이 바깥쪽으로 돌아간다

바르지 않은 자세는 다리에 어떤 영향을 미칠까? 예를 들어, 엉덩관절이 바깥으로 돌아간 형태(소위 안짱다리)가 되는 책상다리 자세를 상상해 보자.

근력이 탄탄하게 받쳐 주면 이 상태에서도 가볍게 허리를 젖히고 가슴이 정면을 향한 상태로 바르게 자세를 잡을 수 있다. 그러나 근력이 없다면 골반은 뒤로 넘어가고(후경), 등이 둥글게 말리고 가슴과 얼굴은 아래를 향하게 된다. 다시 말해,

등이 둥글게 굽은 새우등이 되면 골반이 뒤로 기울고 엉덩관절이 벌어지는(바깥돌림) 경향이 있다.

이 둘의 차이는 근력의 차이라고 말했는데, 구체적으로 어떤 근육에 주목해야 할까?

발레리나의 엉덩관절 바깥돌림 자세가 이상적이다

여기서 우리는 발레리나의 자세에서 힌트를 얻을 수 있다. 선 자세에서도 앉은 자세에서도, 심지어 책상다리를 해도 그들의 자세는 아름답다. 이렇게 척추가 적당히 젖혀지기 위해서는 엉덩관

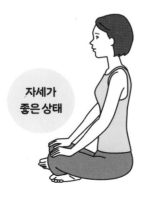

자세가 좋은 상태

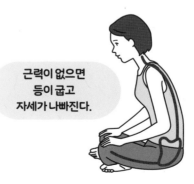

근력이 없으면 등이 굽고 자세가 나빠진다.

171

절을 바깥돌림 자세로 유지하는 것이 포인트다.

엉덩관절의 바깥돌림근에는

· 엉덩관절 바깥돌림 6개 근(이상근, 상하쌍자
  근, 내외폐쇄근, 대퇴방형근)

· 엉덩허리근(큰/작은허리근, 엉덩근)이 있으며,
  이들 근육을 정확히 사용할 수 있도록 하자.

나아가 이 바깥돌림을 유지하기 위해서는 길
항근인 엉덩관절 안쪽돌림근 그룹이 유연해야 한

다. 엉덩관절 안쪽돌림근 그룹에는 넙다리근막긴
장근(대퇴근막장근, tensor fasciae latae), 작은볼
기근 앞쪽섬유, 중간볼기근 앞쪽섬유, 반힘줄모
양근(반건양근, semitendinosus), 반막모양근(반막
양근, semimembranosus muscle)이 있다. 이 근
육들의 유연성이 확보되도록 치료하면 좋다.

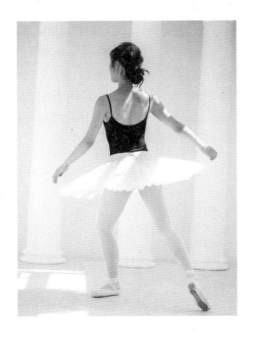

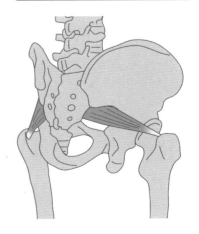

엉덩관절의 바깥돌림과
관련된 궁둥구멍근

다리의

뼈대와 근육 2

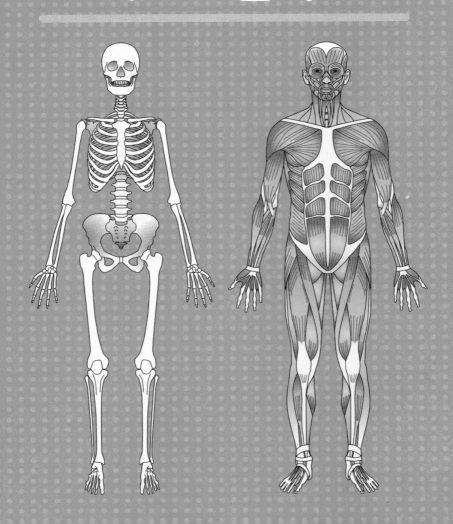

Quadriceps femoris muscle

넙다리네갈래근
(대퇴사두근)

넙다리네갈래근은 중간넓은근(중간광근, vastus intermedius), 안쪽넓은근(내측광근, vastus medialis), 가쪽넓은근(외측광근, vastus lateralis), 넙다리곧은근(대퇴직근, rectus femoris)의 총 4개 근육을 아우르는 명칭이에요. 일어서는 동작이나 걷기, 달리기, 발돋움 등 운동을 할 때나 일상 속 모든 상황에서 사용해요! 정확히 기억하면 좋아요!

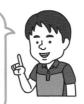

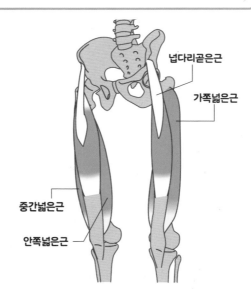

넙다리곧은근

가쪽넓은근

중간넓은근

안쪽넓은근

넙다리곧은근은 엉덩관절과 무릎관절을 아우르는 이관절근이다. 다른 3개의 넓은근은 넙다리뼈에서 일어나는 단순관절근으로 넓은근 그룹에 속한다. 큰 근육이 모인 넙다리네갈래근은 인체에서 부피가 가장 큰 복합근이다.

넙다리곧은근
(대퇴직근)

넙다리네갈래근 중 유일한 이관절근입니다. 순발력이 필요한 동작에서 활용도가 높고, 달리기나 도약 같은 동작에서 많이 사용해요!

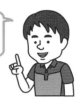

지배신경

넙다리신경(L2~L4)

작용

엉덩관절 : 굽힘.
무릎관절 : 폄.

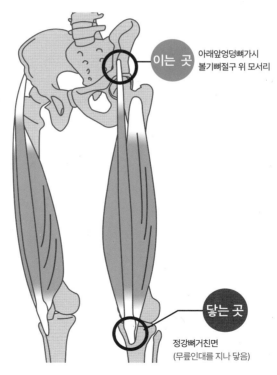

이는 곳
아래앞엉덩뼈가시
볼기뼈절구 위 모서리

닿는 곳
정강뼈거친면
(무릎인대를 지나 닿음)

제8장 다리의 뼈대와 근육 2

Vastus medialis muscle

안쪽넓은근
(내측광근)

엉덩관절을 바깥으로 돌리거나 다리가 고정되었을 때 무릎을 펴는 동작에서 많은 기여를 하는 근육입니다. 스쿼트를 할 때 일어서는 동작에서 사용돼요!

지배신경

넙다리신경(L2~L4)

작용

무릎관절 : 폄.

달리기나 점프 등 스포츠에서 무릎을 펴는 동작에서 사용돼요!

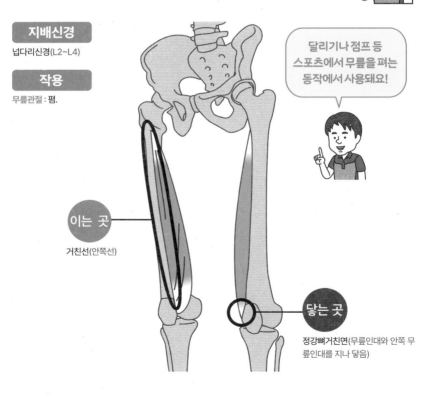

이는 곳

거친선(안쪽선)

닿는 곳

정강뼈거친면(무릎인대와 안쪽 무릎인대를 지나 닿음)

가쪽넓은근
(외측광근)

엄덩관절이 안쪽으로 돌아간 자세에서 무릎을 펴는 동작에 크게 관여하는 근육입니다. **넙다리 앞의 바깥쪽**에 있어 의외로 넙다리네갈래근 중 가장 큰 면적을 자랑하는 근육이에요!

지배신경

넙다리신경(L2~L4)

작용

무릎관절 : 폄.

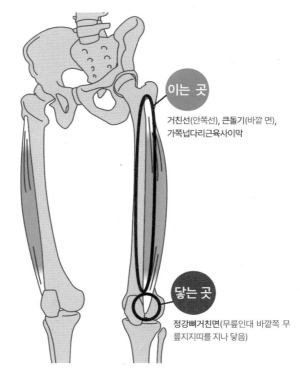

이는 곳

거친선(안쪽선), 큰돌기(바깥 면),
가쪽넙다리근육사이막

닿는 곳

정강뼈거친면(무릎인대 바깥쪽 무릎지지띠를 지나 닿음)

Vastus intermedius muscle

중간넓은근
(중간광근)

엉덩관절이 굽힘 상태일 때 무릎을 펴는 동작에 특히 기여하는 근육입니다.
무릎을 곧게 유지하고 다리를 조절하는 동작에 꼭 필요해요!

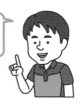

지배신경

넙다리신경(L2~L4)

작용

무릎관절 : 폄.

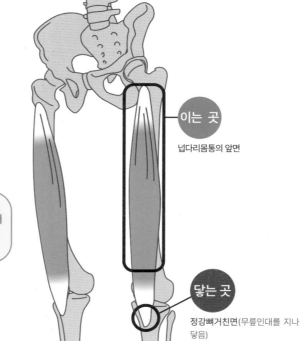

이는 곳

넙다리몸통의 앞면

닿는 곳

정강뼈거친면(무릎인대를 지나 닿음)

넙다리곧은근이 쉴 때
대신 일한답니다!

Tensor fasciae latae muscle

넙다리근막긴장근

(대퇴근막장근)

넙다리 바깥쪽의 엉덩정강근막띠로 연결된 근육입니다. 크기는 작지만 엉덩 관절의 모든 움직임에 관여하는 일꾼이에요!

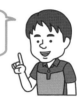

지배신경

위볼기신경
(상둔신경, superior gluteal nerve)
(L4~L5)

작용

엉덩관절 굽힘, 안쪽돌림, 벌림.

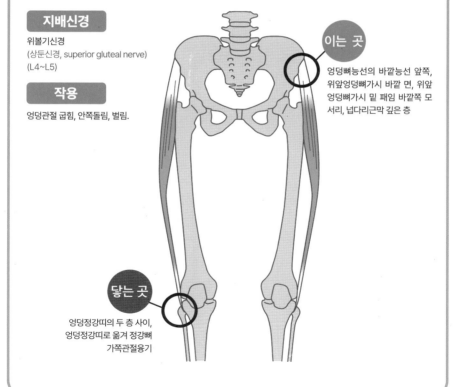

이는 곳

엉덩뼈능선의 바깥능선 앞쪽,
위앞엉덩뼈가시 바깥 면, 위앞
엉덩뼈가시 밑 패임 바깥쪽 모
서리, 넙다리근막 깊은 층

닿는 곳

엉덩정강띠의 두 층 사이,
엉덩정강띠로 옮겨 정강뼈
가쪽관절융기

넙다리빗근
(봉공근)

사람의 몸에서 가장 긴 근육으로, 넙다리 앞쪽에 위치한 가장 얕은 층의 근육입니다. 이관절근으로, 닿는 곳에서는 거위발을 형성해요!

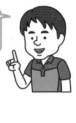

다리의 뼈대근

지배신경

넙다리신경(L2~L3)

작용

엉덩관절 굽힘, 벌림, 바깥돌림.
무릎관절 굽힘, 종아리 안쪽돌림.

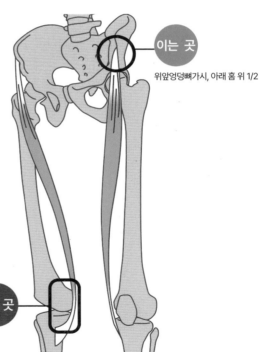

이는 곳

위앞엉덩뼈가시, 아래 홈 위 1/2

엉덩뼈 거친면의 안쪽 **닿는 곳**

넙다리뒤근육
(햄스트링)

햄스트링은 반막모양근, 반힘줄모양근, 넙다리두갈래근의 3개 근육을 아우르는 명칭입니다. 주로 무릎관절을 굽히거나 엉덩관절을 펼 때 기능하지만, 걷거나 달리다가 멈추는 동작에서도 큰 역할을 해요!

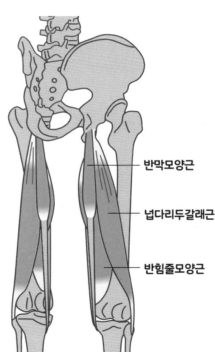

- 반막모양근
- 넙다리두갈래근
- 반힘줄모양근

넙다리두갈래근의 일부를 제외한 모든 근육이 골반 뒤쪽의 궁둥뼈결절에서 일어난다. 아래쪽으로 뻗어 있고 엉덩관절과 무릎관절을 지나 정강이뼈와 종아리뼈 위쪽에 닿는다. 이관절근이지만 무릎보다 엉덩관절에 더 많은 작용을 한다.

제 8 장 **다리의 뼈대와 근육 2**

181

Biceps femoris muscle

넙다리두갈래근
(대퇴이두근)

엉덩관절의 안정성을 유지하고 골반이 앞으로 기우는 것을 조절합니다. 무릎의 굽힘보다 <u>엉덩관절의 펌 동작에 더 큰 역할을 해요!</u>

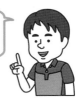

지배신경

긴갈래 : 정강뼈신경(L5~S1)
짧은갈래 : 온종아리신경
(총비골신경, common fibular nerve)(L5~S1)

작용

엉덩관절(긴갈래) : 폄, 좌우 골반 안정화.
무릎관절 : 굽힘, 바깥돌림.

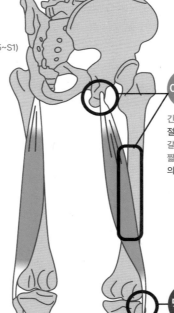

이는 곳

긴갈래 : 궁둥뼈결절, 엉치결절인대(반힘줄모양근과 공통 갈래를 이룸)
짧은갈래 : 거친선 가쪽입술의 중앙 1/3

닿는 곳

종아리뼈머리

Semitendinosus muscle

반힘줄근
(반건형근)

글자 그대로 아래 절반은 가늘고 긴 힘줄로 되어 있습니다. 근섬유가 긴 것이 특징이에요. 단거리 달리기 선수에게서 발달한 것을 볼 수 있어요!

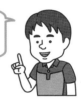

지배신경
정강뼈신경(L5~S2)

작용
무릎관절의 굽힘, 안쪽돌림.
엉덩관절의 폄, 안쪽돌림.

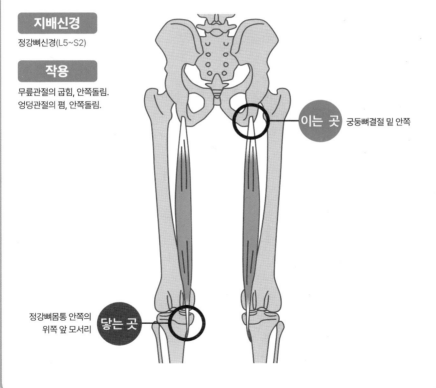

이는 곳 궁둥뼈결절 밑 안쪽

정강뼈몸통 안쪽의
위쪽 앞 모서리 닿는 곳

Triceps surae muscle

장딴지세갈래근
(하퇴삼두근)

장딴지세갈래근은 장딴지근(비복근, gastrocnemius muscle)과 가자미
근(비근, soleus muscle) 두 근육을 아우르는 명칭입니다. 표층에는 장딴지
근이, 깊은 층에는 가자미근이 있어요. 둘 다 발목을 늘이는 동작(발목관절의 발
바닥쪽굽힘)에 큰 역할을 해요!

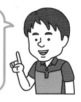

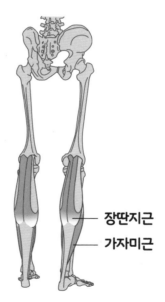

장딴지근
가자미근

장딴지근과 가자미근은 둘 다 힘줄이 아킬레스건이 되어 발꿈치에 닿는다. 장딴지근은 달리기와 도
약 등 격렬한 동작에 작용하고 가자미근은 서 있거나 걸을 때 균형을 잡는 등 지속적인 동작에 주로 관여
한다.

장딴지근
(비복근)

'종아리'를 형성하는 이관절근입니다. 백색(속근)섬유가 많고 <u>근섬유가 수축</u>해 끊어지거나 다리에 쥐가 나는 <u>원인근</u>으로 유명해요.

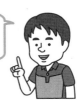

제 8 장 다리의 뼈대와 근육 2

지배신경
정강뼈신경(S1~S2)

작용
발목관절의 발바닥굽힘, 발의 가쪽번짐(외번), 무릎관절의 굽힘.

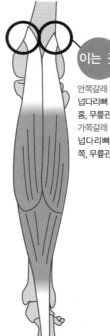

이는 곳

안쪽갈래 :
넙다리뼈 안쪽위관절융기 뒤쪽 홈, 무릎관절주머니
가쪽갈래 :
넙다리뼈 가쪽위관절융기 뒤쪽, 무릎관절주머니

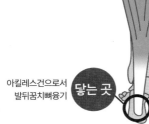

아킬레스건으로서
발뒤꿈치뼈융기

닿는 곳

185

가자미근
(비근)

장딴지근과 함께 사람의 몸에서 가장 힘이 센 힘줄인 아킬레스건을 이룹니다. 가자미근은 근섬유가 짧기 때문에 그 크기에 비해 힘이 세다는 특징이 있어요!

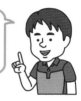

지배신경

정강뼈신경(S1~S2)

작용

발목관절의 발바닥굽힘,
발의 안쪽번짐(내번).

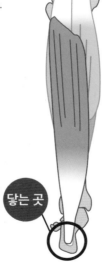

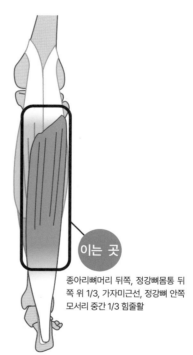

이는 곳

종아리뼈머리 뒤쪽, 정강뼈몸통 뒤쪽 위 1/3, 가자미근선, 정강뼈 안쪽 모서리 중간 1/3 힘줄활

아킬레스건으로서
발뒤꿈치뼈융기

닿는 곳

다리의 뼈대근

186

Popliteus muscle

오금근
(슬와근)

오금근은 **장딴지근에 덮여 있는** 작은 근육입니다. 혼자는 힘이 약해요. 무릎을 구부리는 동작에서 <u>햄스트링을 보조</u>하고, 굽힐 때는 <u>뒤십자인대를 돕는</u> 역할을 해요!

지배신경

정강뼈신경(L4~S1)

작용

무릎관절 굽힘,
무릎관절의 안쪽돌림.

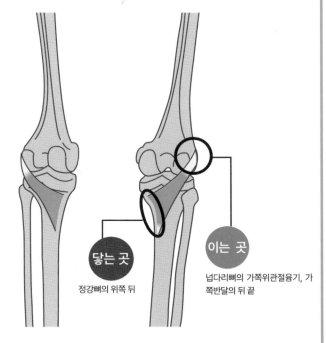

닿는 곳

정강뼈의 위쪽 뒤

이는 곳

넙다리뼈의 가쪽위관절융기, 가쪽반달의 뒤 끝

장딴지빗근
(족저근)

종아리의 깊은 층에 있는 가늘고 긴 근육으로 근육힘살이 작고 혼자는 힘이 약합니다. 힘줄의 길이는 인체에서 가장 길어요! 발끝으로 서거나 발돋움을 할 때 보조해요.

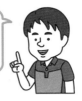

지배신경

정강뼈신경(S1~S2)

작용

발목관절의 발바닥굽힘.

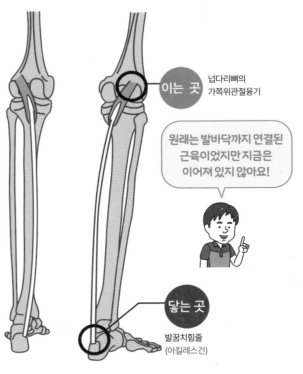

이는 곳 넙다리뼈의 가쪽위관절융기

원래는 발바닥까지 연결된 근육이었지만 지금은 이어져 있지 않아요!

닿는 곳 발꿈치힘줄 (아킬레스건)

다리의 뼈대근

Tibialis anterior muscle

앞정강근
(전경골근)

발목관절을 발등 쪽으로 구부리는 근육 중 힘이 가장 셉니다. 그래서 마비가
오면 발끝이 아래를 향하는 첨족 상태가 돼요!

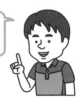

지배신경

깊은종아리신경
(심비골신경, Deep fibular nerve)(L5~S1)

작용

발목관절의 발등굽힘,
발목뼈사이관절의 안쪽번짐.

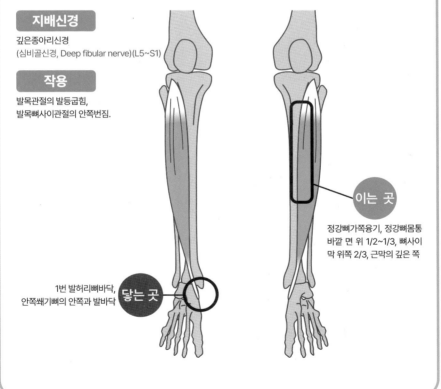

이는 곳

정강뼈가쪽융기, 정강뼈몸통
바깥 면 위 1/2~1/3, 뼈사이
막 위쪽 2/3, 근막의 깊은 쪽

1번 발허리뼈바닥,
안쪽쐐기뼈의 안쪽과 발바닥

닿는 곳

제 8 장 다리의 뼈대와 근육 2

뒤정강근
(후경골근)

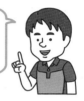

> 종아리 바깥쪽 깊은 곳에 있는 근육입니다. 힘줄은 바깥쪽 복사뼈 바로 뒤를 지나 발바닥에 닿아요. 발바닥을 바깥쪽으로 향하는 동작이나 발바닥 아치를 유지하는 기능을 해요!

지배신경

정강뼈신경(L5~S1)

작용

발목관절의 바닥굽힘, 안쪽번짐.

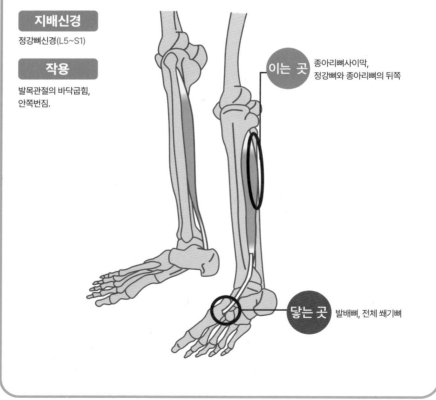

이는 곳 종아리뼈사이막, 정강뼈와 종아리뼈의 뒤쪽

닿는 곳 발배뼈, 전체 쐐기뼈

다리의 뼈대근

Flexor digitorum longus muscle

긴발가락굽힘근

(장지굴근)

정강뼈 안쪽에 있는 깊은 근육입니다. 힘줄이 발바닥을 지나 4개로 갈라진 뒤 각각 2~5번 발가락의 끝마디뼈 바닥에 닿아요. 주로 똑바로 서서 균형을 잡는 동작에 사용돼요!

지배신경

정강뼈신경(L5~S1)

작용

2~5번 발가락의 DIP(먼 쪽 발가락 사이 관절)(1),
PIP(몸쪽 발가락 사이 관절)(2),
MTP(발허리발가락관절)(뿌리)의 굽힘,
발목의 바닥굽힘, 안쪽번짐.

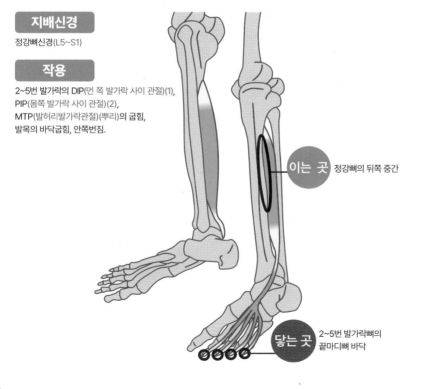

이는 곳 정강뼈의 뒤쪽 중간

닿는 곳 2~5번 발가락뼈의
끝마디뼈 바닥

Flexor hallucis longus muscle

긴엄지굽힘근
(장무지굴근)

가자미근 안쪽에 있는 깊은 근육입니다. 힘줄은 엄지발가락 끝까지 뻗어 있어 엄지발가락의 끝마디뼈 바닥에 닿아요. 주로 <u>발목을 펴는 동작</u>과 엄지발가락을 구부리는 움직임에 관여해요!

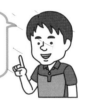

지배신경

정강뼈신경(S1~S2)

작용

엄지발가락 IP 관절(발가락뼈사이관절)의 굽힘,
발목의 바닥굽힘, 안쪽번짐.

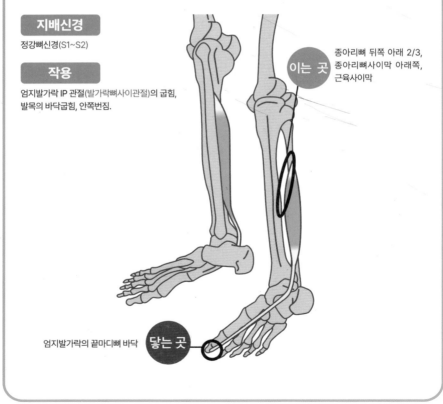

이는 곳
종아리뼈 뒤쪽 아래 2/3,
종아리뼈사이막 아래쪽,
근육사이막

엄지발가락의 끝마디뼈 바닥 닿는 곳

Extensor digitorum longus muscle

긴발가락폄근
(장지신근)

발목관절의 바닥굽힘근과 발등굽힘근(배측굴근)의 균형을 유지하는 역할을 하며, 아래쪽에서는 일부가 갈라져 셋째종아리근(제3비골근)이 됩니다!

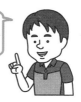

지배신경

깊은종아리신경(L4~S1)

작용

2~5번 발가락의 MP 관절(발허리발가락관절), IP 관절을 폄, 발목관절(거퇴관절)을 엎침.

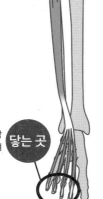

2~5번 발가락
중간마디뼈와 끝마디뼈 **닿는 곳**

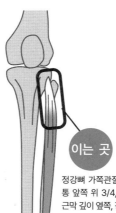

이는 곳

정강뼈 가쪽관절융기, 종아리뼈몸통 앞쪽 위 3/4, 뼈사이근막 위쪽, 근막 깊이 옆쪽, 장지신근과 안쪽 앞 정강뼈근 사이의 근사이막, 긴종아리근, 짧은종아리근

Extensor hallucis longus muscle

긴엄지폄근
(장무지신근)

긴엄지폄근은 앞정강뼈근육과 긴엄지폄근육에 덮여 있습니다. 발목을 구부리거나 안쪽번짐 동작에 관여하며 원활한 걷기와 달리기를 도와요. 넘어지는 것을 방지하는 역할을 담당하고 있어요!

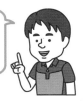

지배신경

깊은종아리신경(L4~S1)

작용

엄지발가락 IP 관절의 폄, 발목의 발등굽힘, 안쪽번짐.

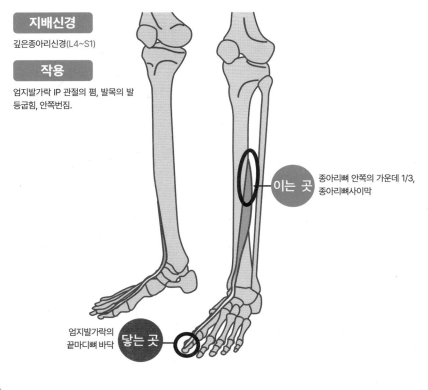

이는 곳 종아리뼈 안쪽의 가운데 1/3, 종아리뼈사이막

엄지발가락의 끝마디뼈 바닥 **닿는 곳**

셋째종아리근
(제3비골근)

셋째종아리근은 긴엄지폄근의 바깥쪽을 지나는 작은 힘줄입니다. 긴엄지폄
근의 일부 근육다발이 갈라져 나온 것으로 긴종아리근, 짧은종아리근과 함께
일해요. 발목의 가쪽번짐을 보조하는 작용을 해요!

지배신경

깊은종아리신경(L4~S1)

작용

발목의 가쪽번짐, 발등굽힘.

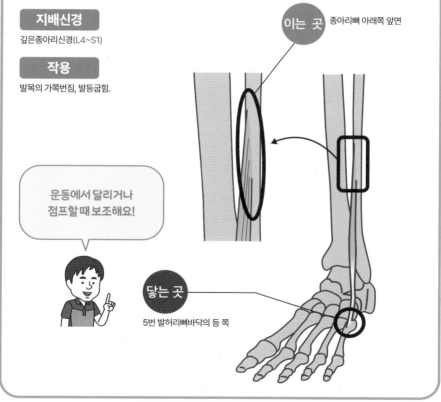

이는 곳 종아리뼈 아래쪽 앞면

운동에서 달리거나
점프할 때 보조해요!

닿는 곳

5번 발허리뼈바닥의 등 쪽

Peroneus longus muscle

긴종아리근
(장비골근)

종아리 바깥쪽에 있는 근육이 긴종아리근입니다. 힘줄은 바깥쪽 관절융기를 지나 발바닥에 닿아요. 발목을 바깥쪽으로 향하게 하는 역할을 하며 발바닥의 세로 아치(안쪽 세로 아치)의 유지를 돕고 있어요!

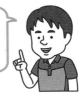

지배신경
얕은종아리신경(L4~S1)

작용
발목의 가쪽번짐, 바닥굽힘.

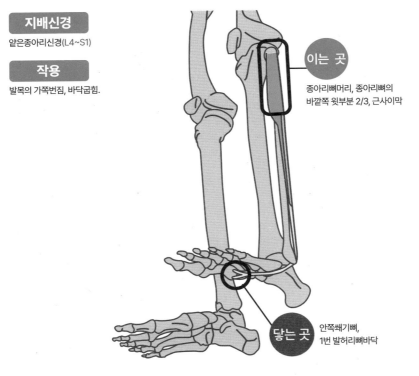

이는 곳
종아리뼈머리, 종아리뼈의 바깥쪽 윗부분 2/3, 근사이막

닿는 곳
안쪽쐐기뼈, 1번 발허리뼈바닥

Peroneus brevis muscle

짧은종아리근
(단비골근)

짧은종아리근은 긴종아리근에 덮여 있지만, 이는 곳은 긴종아리근보다 조금 아래쪽에 있습니다. 발바닥을 바깥쪽으로 향하는 동작의 주력근으로서, 걸을 때 발바닥을 지면이나 높낮이에 맞춰 조절해요!

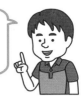

지배신경

얕은종아리신경(L4~S1)

작용

발목의 가쪽번짐, 바닥굽힘.

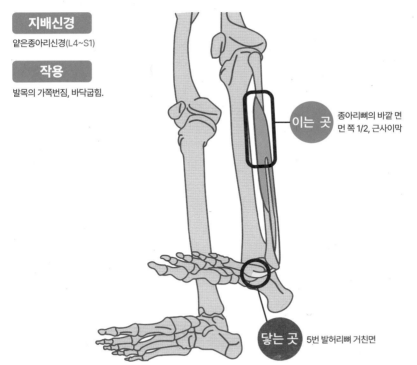

이는 곳 · 종아리뼈의 바깥 면 면 쪽 1/2, 근사이막

닿는 곳 · 5번 발허리뼈 거친면

그 외 발의 내재근

이 밖에도 발에 있는 많은 내재근을 소개하겠습니다!
각 근육 이름과 위치를 체크하고 기억해 두세요!

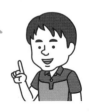

다리의 뼈대근

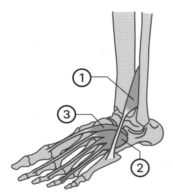

① 셋째종아리근(제3비골근)

Fibularis tertius
(닿는 곳) 5번 발허리뼈 바닥
(이는 곳) 종아리뼈(모서리 전체)의 먼 쪽

② 짧은발가락폄근(단지신근)

Extensor digitorum brevis
(닿는 곳) 2~4번 발가락(발가락등널힘줄과 중간마디뼈 바닥)
(이는 곳) 발꿈치뼈(발등 쪽)

③ 짧은엄지폄근(단무지신근)

Extensor hallucis brevis
(닿는 곳) 1번 발가락(발가락등널힘줄과 첫마디뼈 바닥)
(이는 곳) 발꿈치뼈(발등 쪽)

④ 엄지벌림근(무지외전근)

Abductor hallucis
(닿는 곳) 1번 발가락(안쪽종자뼈를 지나 첫마디뼈 바닥에 닿음)
(이는 곳) 발꿈치뼈융기(안쪽돌기)

⑤ 짧은발가락굽힘근(단지굴근)

Flexor digitorum brevis
(닿는 곳) 2~5번 발가락(중간마디뼈 옆쪽)
(이는 곳) 발꿈치뼈융기(안쪽 결절), 발바닥널힘줄

⑥ 새끼벌림근(소지외전근)

Abductor digiti minimi
(닿는 곳) 5번 발가락(첫마디뼈 바닥), 5번 발허리뼈(거친면)
(이는 곳) 발꿈치뼈융기(안쪽 결절), 발바닥널힘줄

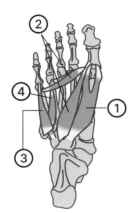

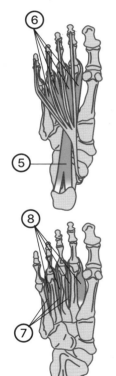

① 짧은엄지굽힘근(단무지굴근)

Flexor hallucis brevis
(닿는 곳) 1번 첫마디뼈 바닥(안쪽, 바깥쪽 종자뼈를 지나 닿음)
(이는 곳) 입방뼈, 가쪽쐐기뼈, 바닥 쪽 발꿈치 입방인대

② 엄지모음근(무지내전근)

Adductor hallucis
(닿는 곳) 1번 첫마디뼈 바닥(공통 힘줄이 가쪽종자뼈를 지나 닿음)
(이는 곳) 빗갈래: 2~4번 발허리뼈바닥 / 가로갈래: 3~5번 발가락의 MTP관절, 깊은.
가로발허리인대

③ 짧은새끼굽힘근(단소지굴근)

Flexor digiti minimi brevis
(닿는 곳) 5번 첫마디뼈 바닥
(이는 곳) 5번 발허리뼈 바닥, 긴발바닥인대

④ 새끼맞섬근(소지대립근)

Opponens digiti minimi
(닿는 곳) 5번 발허리뼈
(이는 곳) 긴발바닥인대, 긴종아리근 힘줄의 발바닥 힘줄집

⑤ 발바닥네모근(족저방형근)

Quadratus plantae
(닿는 곳) 긴발가락굽힘근 힘줄(바깥쪽 모서리)
(이는 곳) 뒤꿈치 뼈융기의 발바닥 쪽(안쪽 모서리와 바닥 쪽 모서리)

⑥ 벌레근(충양근)(4개 근육)

Lumbricals
(닿는 곳) 2~5번 발가락(발등 널힘줄)
(이는 곳) 긴발가락굽힘근 힘줄(안쪽 모서리)

⑦ 바닥쪽뼈사이근(척측골간근)(3개 근육)

Plantar interosseus
(닿는 곳) 3~5번 첫마디뼈 바닥의 안쪽
(이는 곳) 3~5번 발허리뼈(안쪽 모서리)

⑧ 등쪽뼈사이근(배측골간근)(4개 근육)

Dorsal interosseus
(닿는 곳) 1번 발등 뼈사이근: 2번 첫마디뼈 바닥의 안쪽 / 2~4번 발등 뼈사이근: 2~4
번 첫마디뼈 바닥의 바깥쪽, 2~4번 발가락의 발등 널힘줄
.(이는 곳) 1~5번 발허리뼈(두 갈래가 인접한 발허리뼈의 옆에서 일어남)

제 8 장 다리의 뼈대와 근육 2

다리 치료의 포인트 2

노화로 줄어들 수 있는
넓적다리 근육을 잘 관리하자

넓적다리의 앞부분 근육은 근력 발휘에 중요하다

먼저 넓적다리의 근육이 우리 몸의 자세에 어떤 영향을 주는지 살펴보겠다. 앞다리 근육은 골반 앞쪽에, 뒷다리 근육은 골반 뒤쪽에 부착되어 있다. 이 상황에서 어느 한쪽이 수축하면 골반은 어떻게 움직일까?

예컨대 화장실에 걸린 휴지 끝의 방향이 앞인지 벽 쪽인지에 따라 당길 때 회전 방향도 서로 반대가 된다. 마찬가지로 넓적다리 앞부분이 수축하면 골반은 앞으로 기울고(전경) 그로 인해 허리뼈가 조금 젖혀진다(전만). 반대로 넓적다리 뒤쪽이 수축하면 골반은 뒤로 넘어가고(후경) 허리뼈는 둥글게 곡선을 띤다(후만). 후자가 이른바 새우등 자세. 따라서 똑바로 서기 위해서는 넓적다리 앞쪽 근육의 근력을 제대로 써서 골반을 조금 앞으로 기운 자세를 유지하는 것이 중요하다.

나아가 이를 유지할 수 있도록 다리 뒤쪽 근육이 충분한 유연성을 지녀야 한다.

사실 이 넓적다리 앞쪽 근육은 나이가 들수록 쉽게 줄어든다는 사실이 연구를 통해 알려졌다. 넓은등근, 큰허리근, 척주세움근 등 좋은 자세를 유지해 주는 모든 근육이 사실 나이가 들면서 감소한다.

연령에 따라 필요한 신체 관리가 다르다

학창 시절과 같이 젊은 시절에는 저절로 올라가는 에스컬레이터를 탄 것처럼 운동이나 관리에 크게 신경 쓰지 않아도 건강을 유지할 수 있었을 것이다. 하지만 인생의 중반을 넘기면 멈춰 있는 에스컬레이터를 탄 것처럼 아무것도 하지 않으면 그대로이고, 관리를 하면 그만큼만 효과를 얻는다. 고령에 접어들면 내려가는 에스컬레이터로 바뀌어 아무것도 하지 않으면 건강이 끝없이 나빠진다. 그러므로 열심히 관리해야 현상 유지가 가능하고 근력을 높이려면 아주 많은 노력이 필요하다.

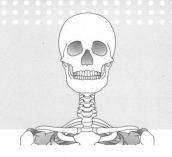

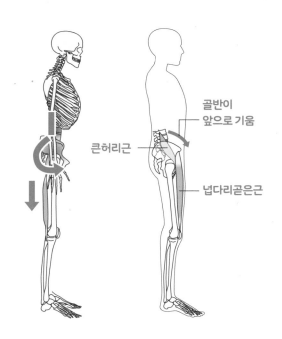

① 햄스트링이
　긴장하면

② 골반이 뒤로
　넘어가고

③ 허리뼈가 곧게
　펴진다.

큰허리근

골반이
앞으로 기움

넙다리곧은근

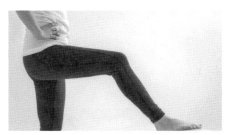

　다시 말해, 몸에 필요한 관리는 그 사람의 신체 시계와 함께 변화한다고 할 수 있다.

　나이가 들수록 운동과 관리는 선택이 아니라 꼭 필요한 요소다. 그리고 그것을 필요로 하는 고객 가까이에서 정기적으로 근육과 자세 등 몸의 상태를 체크해 줄 수 있는 사람이 치료사와 마사지 치료사다. 고객의 상태를 살피고 치료와 적절한 조언을 통해 건강 개선과 유지를 돕는 것이 그들의 가장 중요한 역할이라 할 수 있다.

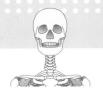

노인의 자세와 약해지기 쉬운 근육

약해지기 쉬운 근육	쉽게 약해지지 않는 근육
● 등세모근	● 목빗근
● 넓은등근	● 큰가슴근
● 위팔세갈래근	● 위팔두갈래근
● 척주세움근	● 배근육 그룹
● 큰허리근	● 엉덩근
● 큰볼기근	● 모음근 그룹
● 중간볼기근	● 햄스트링
● 넙다리네갈래근	● 앞정강근
● 가자미근	

- **목 굽힘**
  등세모근의 늘임

- **등허리 굽힘**
  척주 세움근 그룹의 늘임

- **팔꿉관절 굽힘**
  위팔세갈래근의 늘임

- **허리 뒤굽음**
  큰허리근의 늘임

- **엉덩관절 굽힘**
  큰볼기근의 늘임

- **무릎관절 굽힘**
  넙다리네갈래근의 늘임

- **발목관절의 발등굽힘**
  가자미근의 늘임

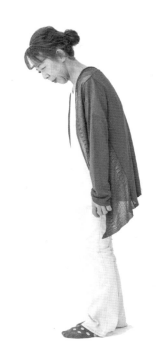

뼈대근 이름 테스트

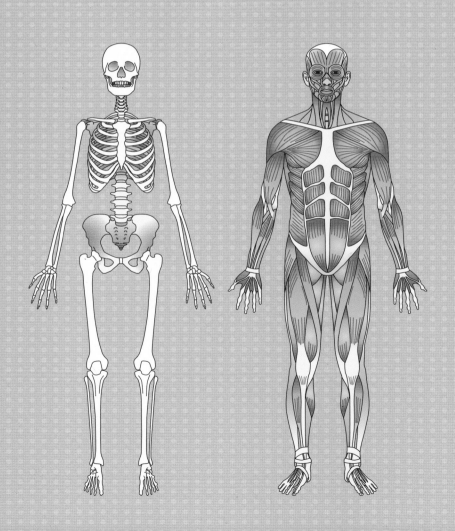

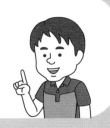

지금까지 소개한 뼈대근의 이름을 얼마나
기억하는지 테스트해 보겠습니다.
각 빈칸에 맞는 이름을 적고 알고 있는 정도를
점검해 보세요!

씹기근

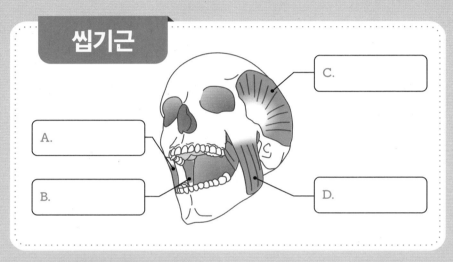

C.

A.

B.

D.

목갈비근 그룹

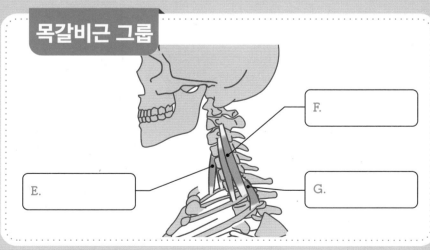

F.

E.

G.

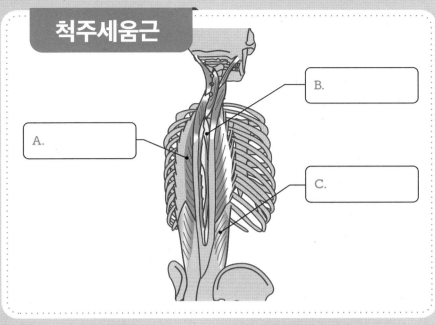

척주세움근

A.

B.

C.

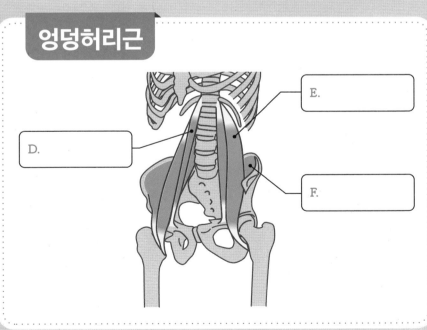

엉덩허리근

D.

E.

F.

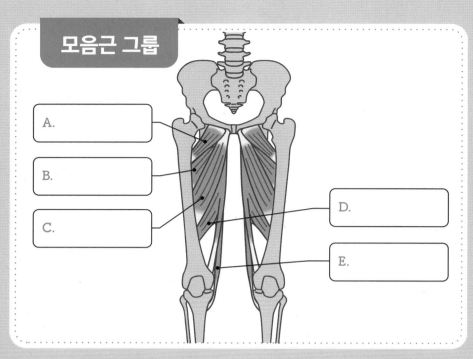

모음근 그룹

A.

B.

C.

D.

E.

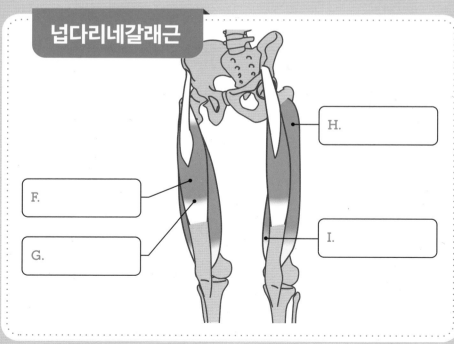

넙다리네갈래근

F.

G.

H.

I.

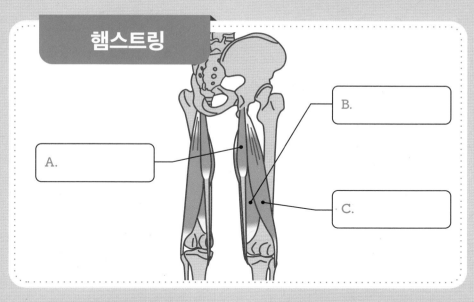

햄스트링

A.

B.

C.

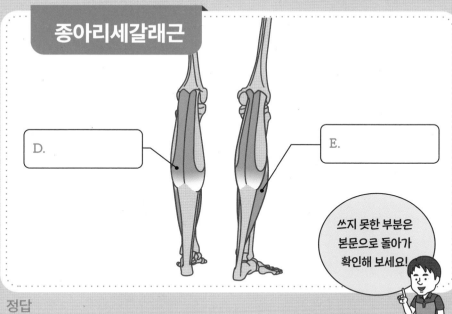

종아리세갈래근

D.

E.

쓰지 못한 부분은
본문으로 돌아가
확인해 보세요!

정답

204쪽 A. 가쪽날개근 B. 안쪽날개근 C. 관자근 D. 깨물근 E. 앞목갈비근 F. 중간목갈비근 G. 뒤목갈비근
205쪽 A. 가장긴근 B. 가시근 C. 엉덩갈비근 D. 작은허리근 E. 큰허리근 F. 엉덩근
206쪽 A. 두덩근 B. 짧은모음근 C. 긴모음근 D. 큰모음근 E. 두덩정강근 F. 넙다리곧은근 G. 중간넓은근 H. 가쪽넓은근
    I. 안쪽넓은근
207쪽 A. 반힘줄모양근 B. 반막모양근 C. 넙다리두갈래근 D. 장딴지근 E. 가자미근

스포츠의학이 쉬워지는 해부학 도감

움직임 전문가를 위한 근육과 뼈의 구조

초판 발행일 | 2024년 11월 20일
1판 2쇄 | 2025년 3월 10일
발행처 | 현익출판
발행인 | 현호영
지은이 | 우에하라 다케시
감　수 | 이시이 나오카타
옮긴이 | 이진원
편　집 | 김민기, 황현아
디자인 | 김혜진
주　소 | 서울특별시 마포구 월드컵북로58길 10, 더팬빌딩 9층
팩　스 | 070.8224.4322

ISBN　979-11-93217-73-3

SUGU SEJYUTSU NI YAKUDATSU!
ILLUST TO MANGA DE TANOSHIKU OBOERU KINNIKU
TO HONE NO SHIKUMI MASTER

Copyright © KASAKURA Publishing 2021

Korean translation rights arranged with KASAKURA PUBLISHING Co., Ltd.
through Japan UNI Agency, Inc., Tokyo and KOREA COPYRIGHT CENTER, Seoul.

- 현익출판은 골드스미스의 일반 단행본 출판 브랜드입니다.
- 잘못 만든 책은 구입하신 서점에서 바꿔 드립니다.

좋은 아이디어와 제안이 있으시면 출판을 통해 가치를 나누시길 바랍니다.
투고 및 제안: uxreviewkorea@gmail.com